MÉMORIAL

DE

MÉDECINE

DOSIMÉTRIQUE VÉTÉRINAIRE

COMPRENANT :

1° LES LOIS FONDAMENTALES DE LA MÉTHODE DOSIMÉTRIQUE ;

2° SES AVANTAGES POUR LA MÉDECINE VÉTÉRINAIRE ;

3° LA THÉRAPEUTIQUE DES PRINCIPALES MALADIES INTERNES DE NOS ANIMAUX DOMESTIQUES ;

4° UN APERÇU SUR LES MÉDICAMENTS DOSIMÉTRIQUES,

PAR

J. MORICE

Ex-Médecin vétérinaire à Paris, Secrétaire de la Société de Médecine dosimétrique,
Vétérinaire dosimétriste à la Nouvelle-Orléans (Amérique).

PRIX : UN FRANC.

PARIS,
A l'Institut dosimétrique, Ch. Chanteaud et Cie,
RUE DES FRANCS-BOURGEOIS, 54.

1879

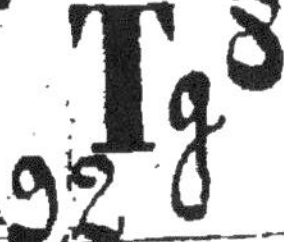

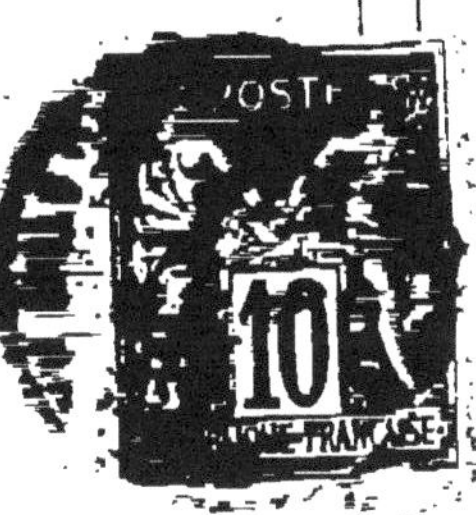

UN PRIX-COURANT SPÉCIAL

POUR

MESSIEURS LES VÉTÉRINAIRES.

SERA ADRESSÉ FRANCO A CEUX QUI EN FERONT LA DEMANDE.

MÉDICAMENTS DOSIMÉTRIQUES

DU PROFESSEUR **BURGGRAEVE,**

Préparés avec les Alcaloïdes, et autres Produits chimiques les plus purs.

FABRIQUE ET VENTE EN GROS

CH. CHANTEAUD & CIE,

PHARMACIEN DE PREMIÈRE CLASSE,

54, rue des Francs-Bourgeois, 54,

PARIS.

NOTA. — Les médicaments dosimétriques sont délivrés dans les Pharmacies, sur prescriptions de médecins, par tubes de 20 granules, portant la signature du **Dr Burggraeve** comme garantie contre les fraudes et contrefaçons. Ce sont des préparations magistrales et non des spécialités pharmaceutiques sans autorité.

MÉMORIAL

DE

MÉDECINE DOSIMÉTRIQUE

VÉTÉRINAIRE.

BRUXELLES. — IMP. DE TH. LESIGNE,
rue de la Charité, 19.

MÉMORIAL

DE

MÉDECINE

DOSIMÉTRIQUE VÉTÉRINAIRE

COMPRENANT :

1° LES LOIS FONDAMENTALES DE LA MÉTHODE DOSIMÉTRIQUE ;
2° SES AVANTAGES POUR LA MÉDECINE VÉTÉRINAIRE ;
3° LA THÉRAPEUTIQUE DES PRINCIPALES MALADIES INTERNES DE NOS ANIMAUX DOMESTIQUES ;
4° UN APERÇU SUR LES MÉDICAMENTS DOSIMÉTRIQUES,

DON.
32366

PAR

J. MORICE

Ex-Médecin vétérinaire à Paris, Secrétaire de la Société de Médecine dosimétrique,
Vétérinaire dosimétriste à la Nouvelle-Orléans (Amérique).

PRIX : UN FRANC.

PARIS,
A l'Institut dosimétrique, Ch. Chanteaud et Cie,
RUE DES FRANCS-BOURGEOIS, 54.

1879

A MONSIEUR LE DOCTEUR BURGGRAEVE,

PROFESSEUR ÉMÉRITE DE L'UNIVERSITÉ DE GAND (BELGIQUE),
AUTEUR DE LA MÉDECINE DOSIMÉTRIQUE.

Très-vénéré et très-illustre maître,

Permettez-moi de vous dédier ce petit Guide pratique de médecine dosimétrique vétérinaire.

Les médecins vétérinaires qui, vous le savez, ont, en grand nombre, adopté votre méthode si claire, si rationnelle et si physiologique, réclamaient depuis longtemps un formulaire dosimétrique.

C'est ce travail que j'ose vous offrir.

Véritable Vade mecum, je passerai très-rapidement en revue les principales maladies observées chez nos animaux domestiques et j'indiquerai, pour chacune d'elles, le traitement dosimétrique à y opposer.

Si cet opuscule n'a qu'un mérite, ce sera du moins d'avoir été rédigé par un de vos plus fervents admirateurs, par un de ceux qui sont convaincus que vous êtes un des grands bienfaiteurs du siècle.

Daignez agréer, très-cher maître, l'assurance de mon profond dévouement.

J. Morice,
Médecin vétérinaire, à Paris.

INTRODUCTION.

Si dès le début de la dosimétrie nous avons cherché à obtenir la coopération des médecins vétérinaires, c'est que nous savions de longue date combien il y a parmi eux d'hommes vraiment instruits. Ils ont le malheur de se voir accolés à des empiriques qui, par la grossièreté de leur langage et de leurs procédés, se font admettre chez les propriétaires ignorants, surtout à la campagne, où le proverbe : *Asinus asinum fricat*, est encore de mise.

Le Mémorial de M. Morice rendra, nous en sommes persuadé, de grands services à ses confrères, auxquels il indiquera la marche à suivre dans l'administration des médicaments dosimétriques.

Sa symptomatologie est claire et précise, et se rattache à l'anatomie et à la physiologie, ces deux sciences fondamentales dont le praticien ne saurait s'écarter sous peine de tomber dans l'empirisme.

La colère que la dosimétrie a suscitée dans l'École commence à se calmer. Il est clair pour tout le monde que là est le progrès, et les médecins qui voudraient s'y soustraire ou se tenir à l'écart auraient bientôt contre eux le public, qui, à juste titre, ne verrait en eux que des têtus (toujours d'après le proverbe).

M. Morice — chargé actuellement d'une mission de propagande dosimétrique à la Nouvelle-Orléans — avait toutes les conditions requises pour composer un *Mémorial de médecine vétérinaire dosimétrique*. Quoique jeune, c'est déjà, par ses travaux antérieurs, un vétéran de la science. On peut donc lui appliquer cet autre adage : *Experto crede Roberto.*

Sa collaboration au *Manuel de médecine vétérinaire dosimétrique*, dont la deuxième partie surtout est un modèle du genre, et dont les parties spéciales paraîtront bientôt et seront autant de monographies, lui a mérité une estime générale.

Son caractère modeste lui a acquis la sympathie de ses confrères; il peut donc compter sur leur appui pour l'application de la méthode dosimétrique aux maladies de nos animaux domestiques.

Il aura ainsi contribué à un des progrès les plus importants de la médecine de notre époque.

On pourrait dire à son couronnement; car, qu'est-ce que la médecine sans thérapeutique sinon une stérile histoire naturelle, ainsi que l'auteur fait bien de le rappeler dans sa préface? C'est le *delenda Carthago*, c'est-à-dire la suppression ou la réduction, dans la mesure du possible, de l'anatomie pathologique. Non que cette science ne soit utile, mais seulement à titre d'avertissement. C'est elle qui doit dire au médecin : Hâtez-vous, le temps presse, l'heure va sonner ! — comme dans le dernier acte de *Robert le Diable*.

Il est évident que l'allopathie au début des maladies aiguës était impuissante. Elle brûlait, comme on dit, ses vaisseaux ; elle engageait toutes ses forces à la fois, au grand détriment des malades. Après avoir saigné, purgé, clystérisé, que lui restait-il à faire, ou plutôt que pouvait-elle faire? Rien, sinon attendre... souvent la mort.

Dans les maladies chroniques c'était bien pire encore, puisque là elle se jetait à travers des efforts de la nature, par des remèdes empiriques, changeant du jour au lendemain. C'était le : « Hâtez-vous de vous en servir pendant qu'ils guérissent encore » du spirituel docteur Double. Aujourd'hui le bromure de potassium, demain l'iodure, le surlendemain les salicylates. La médecine changeait comme la mode.

Faut-il s'étonner que la médecine ait été l'objet de tant de quolibets et que la confiance du public s'en soit retirée pour se donner à l'empirisme et au charlatanisme?

Aujourd'hui les médecins n'ont plus qu'une ressource : c'est de guérir *tuto*, *cito* et *jucunde*, d'après le précepte de Celse.

Tuto, c'est-à-dire qu'on n'aura plus peur de leurs remèdes.

Cito, c'est-à-dire qu'ils seront appelés à temps.

Jucunde, c'est-à-dire qu'ils ne seront plus un sujet d'effroi pour les patients. Car qu'on ne croie pas que nos pauvres animaux ne distinguent ceux qui les traitent avec douceur de ceux qui les brutalisent.

Pour rendre à l'exercice vétérinaire son prestige, il n'y a qu'un moyen : un traitement méthodique et physiologique.

C'est là le but de la dosimétrie.

Au moment de terminer cette introduction, la poste nous apporte une lettre qui est tout à fait en situation. Nous en donnons ici un extrait.

Agen (Lot-et-Garonne), ce 20 octobre 1879.

Monsieur le docteur Burggraeve,

Ce n'est que depuis quelques mois que j'ai eu l'avantage de connaître et d'étudier un peu votre doctrine thérapeutique, qui me paraît désormais être celle de l'avenir, la seule positive, rationnelle et vraiment efficace.

Je regrette, Monsieur, d'être venu trop tôt dans la carrière médicale vétérinaire pour employer votre admirable (*sic*) méthode sur une échelle plus vaste, alors que j'étais vétérinaire en 1er dans l'armée.

Quoique à la retraite et me bornant à une clientèle très-restreinte, je n'en ai pas moins voulu expérimenter quelques-uns de vos médicaments dosimétriques — ceux dont je connaissais l'action — qui m'ont réussi comme par enchantement, dans deux cas fort graves : une affection de nature tétanique et une indigestion par surcharge d'aliments.

Malheureusement, il nous manque un guide de thérapeutique dosimétrique spécial. Cette lacune se remplira peu à peu par les expériences multiples qui se font tous les jours — voire même dans notre contrée le plus en retard. Je connais deux de mes collègues civils qui m'ont assuré avoir essayé avec succès de votre méthode, et je ne doute pas que vous ne receviez de nous, plus tard, quelques bonnes observations à insérer dans votre journal....

A. Rousset,
Médecin vétérinaire militaire en retraite,
chevalier de la Légion d'honneur.

Le Mémorial de M. Morice va donc combler la lacune que signale l'honorable vétérinaire dont on vient de lire la lettre si convaincue. Il croit parce qu'il a expérimenté, contrairement à d'autres qui se croyent la science infuse et se refusent à admettre tout ce qui ne vient pas d'eux. Ne leur demandez pas d'essayer : ils s'arrangeraient de manière à arriver à des résultats tout contraires, car la mauvaise foi est la conséquence de l'absence de foi. Il en est de même de la routine, qui est la fille de l'ignorance.

C'est donc contre la mauvaise foi et la routine que la dosimétrie a eu à lutter, car tous ceux qui l'ont franchement expérimentée ont été obligés de reconnaître sa supériorité sur tous les modes de traitement usités jusqu'à ce jour.

Maintenant que la découverte est faite, attendons-nous à voir venir ceux qui diront : « N'était-ce que cela ! » Mais encore fallait-il l'avoir trouvé. Ce sera l'éternelle histoire de l'œuf de Christophe Colomb.

Quant à nous, nous n'avons qu'une ambition : c'est que la dosimétrie se généralise. Ce sera la joie de nos vieux jours de voir l'art de guérir reconstitué sur sa véritable base, celle du vitalisme.

Le Mémorial de M. Morice servira non-seulement aux vétérinaires mais également aux médecins de campagne, constamment en rapport avec les cultivateurs et par conséquent pouvant leur donner des conseils utiles. Les éleveurs y trouveront également d'utiles renseignements. Dans l'état actuel de l'agriculture c'est surtout à l'élève du bétail qu'il faut s'attacher. C'est le seul moyen de lutter avec avantage contre la concurrence que l'Amérique du Nord suscite à l'Europe. Or la médecine dosimétrique, qui a surtout pour but de prévenir les maladies, est celle qui doit mériter la préférence.

Nous appelons particulièrement l'attention du lecteur sur l'article *Pneumonie épizootique et typhoïde*. La maladie une fois déclarée exige l'abatage, au grand détriment du cultivateur, qui voit ainsi ses étables dépeuplées. Que de motifs d'avoir à sa disposition des moyens préventifs? Ce que ne pouvait lui donner l'allopathie, la dosimétrie le lui assure. Quel motif y aurait-il de rejeter son offre?

Pour nous, nous n'avons vu là qu'une résistance momentanée. Voilà pourquoi, depuis dix ans, nous persévérons avec le même courage à enfourcher ce qu'on a bien voulu nommer notre *dada*. Plus d'un adversaire est déjà désarçonné; les autres ne tarderont pas à l'être. Le combat, c'est-à-dire la résistance à la dosimétrie, finira faute de combattants.

Dr Burggraeve.

R.F.
IMPRIM

AVANT-PROPOS.

De la médecine dosimétrique; ses lois fondamentales et ses moyens.

Le savant Amédée Latour écrivait dans l'*Union médicale :*

« La médecine actuelle a dévié de ses voies naturelles; elle a perdu de vue son noble but : celui de soulager ou de guérir. La thérapeutique est rejetée sur le dernier plan. Sans thérapeutique cependant le médecin n'est plus qu'un inutile naturaliste, passant sa vie à reconnaître, à classer, à dessiner les maladies de l'homme; c'est la thérapeutique qui élève et ennoblit notre art; par elle seule il y a un but; et j'ajoute que par elle seule cet art peut devenir une science. »

Il y a plus que de la tristesse dans ces paroles d'un éminent publiciste, amoureux de son art.

Et ces paroles étaient malheureusement vraies.

C'est qu'en effet, le praticien n'avait que deux voies à suivre : l'allopathie ou l'homœopathie; et ces deux voies conduisent fatalement au *scepticisme*, ce fléau de toute science.

La *médecine allopathique* fatigue et affaiblit l'organisme par les déplétions sanguines, la diète et les hypersécrétions; elle emploie par doses massives des poudres plus ou moins inertes, des mélanges sans valeur, des infusions problématiques, des teintures et des extraits incertains.

La *médecine homœopathique* administre des substances qu'aucun caractère physique, que nul réactif chimique ne peuvent révéler; elle fait de la *métaphysique médicale* et son emploi de *mythes* doit la faire classer dans la médecine expectante.

Telles étaient les ressources de la médecine, il y a moins de dix ans; une réforme médicale était donc indispensable. Heureusement un illustre professeur de Gand, M. le docteur Burggraeve, est venu débrouiller le chaos, combattre l'empirisme, détruire les contradictions, et la médecine dosimétrique était fondée.

La thérapeutique dosimétrique repose essentiellement sur la jugulation de la fièvre par laquelle commencent toutes les maladies aiguës; c'est une thérapeutique de symptomatologie raisonnée, ne perdant jamais de vue la cause de la maladie.

Elle combat avec les médicaments simples (*alcaloïdes*, *principes immédiats*, *substances actives du règne minéral*, *etc*.).

Ces substances sont mathématiquement dosées et

leur administration se fait suivant des règles ou plutôt des lois constituant les lois de la réforme médicale dosimétrique.

Lois de la méthode dosimétrique.

Les médicaments doivent être administrés jusqu'à effet et par petites doses d'autant plus rapprochées que l'affection est plus aiguë.

Jusqu'à effet, c'est-à-dire qu'on doit continuer l'administration d'un médicament jusqu'à obtention de l'effet désiré, sans tenir compte de la quantité déjà administrée.

Par petites doses, parce qu'elles facilitent l'absorption du médicament; qu'on est sûr de ne jamais dépasser la quantité nécessaire; qu'on ne doit pas perdre de vue l'idiosyncrasie du sujet et la résistance plus ou moins grande qu'il oppose à l'action des remèdes.

Par doses d'autant plus rapprochées que l'affection est plus aiguë, parce que dans les maladies aiguës le temps tue et qu'il faut proportionner la défense à l'attaque.

En un mot, *à maladie aiguë il faut opposer un traitement aigu; à maladie chronique il faut un traitement chronique.*

La méthode dosimétrique basée sur la physiologie

et l'expérimentation clinique est séduisante, claire et rationnelle.

M. le professeur Burggraeve considère dans la maladie la *dynamicité* et la *spécificité*.

Au début des maladies aiguës, les phénomènes vitaux sont modifiés sans qu'il y ait altération anatomique ; c'est l'état dynamique ou la dynamicité de la maladie ; sa spécificité est constituée par sa localisation.

En admettant que les troubles physiologiques sont antérieurs aux troubles anatomiques, que la maladie est dans la fonction avant d'être dans l'organisme, l'illustre professeur de Gand faisait la plus grande conquête de la médecine moderne : la jugulation des maladies aiguës.

En effet, si les troubles physiologiques engendrent les troubles anatomiques, supprimer les troubles physiologiques par un traitement dynamique, c'est empêcher la lésion de s'établir, c'est-à-dire juguler la maladie.

Dans toute affection, il y a deux éléments : la cause et l'effet. L'élément causal, soit fonctionnel, soit organique, n'est pas toujours facile à reconnaître, aussi le ou les médicaments qui doivent le combattre et qui constituent la *dominante* du traitement, servent-ils de pierre de touche. A l'effet, qui se traduit par les symptômes, on oppose des médicaments variables comme les symptômes et eux-mêmes formant la *variante* du traitement.

Comme on le voit, par les principes que nous venons de décrire très-succinctement, la médecine dosimétrique est une médecine *naturelle*, s'appuyant sur les lois formulées par Hippocrate, qui reconnaissait dans la maladie une première période, de *crudité*, pendant laquelle l'élément morbide conservait toute sa force et résistait à la nature; autrement dit, une période exclusivement dynamique.

Cette méthode considère le corps vivant comme une balance de précision que la moindre différence de poids fait trébucher. Aussi, prétend-elle que pour rétablir l'équilibre il faut donner des doses fractionnées de médicaments, jusqu'à ce que cet équilibre soit rétabli.

Elle marche dans l'administration de ces agents plus vite que la maladie et attaque, en même temps, la cause et l'effet.

Enfin (et ce sont là ses moyens) elle agit à l'aide de principes purs, séparés de leur enveloppe ou de leur gangue, parfaitement dosés et contrôlés.

Telles sont les lois fondamentales de la dosimétrie, lois immuables comme la vérité.

Moyens employés par la médecine dosimétrique.

« Les médicaments ont une action ou modératrice ou excitante, directe sur la vitalité; les alcaloïdes, en particulier, calment dans les affections aiguës et agissent dans les maladies chroniques sur les systèmes sécréteurs. »

M. Cornevin, professeur à l'École vétérinaire de Lyon et, bien avant lui, son regretté et savant maître, Tabourin, ont dit que les alcaloïdes sont les médicaments de l'avenir.

Le docteur Debout a écrit dans le *Bulletin de thérapeutique* :

« Une des conquêtes les plus importantes du commencement de ce siècle, et qui a sauvé la flore médicale du naufrage où le scepticisme moderne eût fini par l'entraîner, c'est la découverte des alcaloïdes végétaux. L'énergie d'action de la plupart de ces bases organiques n'a plus permis de contester les propriétés de bon nombre de plantes médicinales dont la valeur thérapeutique avait été révoquée en doute. De plus, la fixité de composition de ces produits nouveaux a permis de leur donner rang à côté des principes les plus constants tirés du règne minéral. Il suffit de nommer la quinine, la digitaline, la strychnine, l'atropine, l'hyosciamine, etc., pour faire voir de suite que les principes des végétaux peuvent procurer à la médecine pratique des ressources non moins énergiques que le fer, le mercure et l'arsenic. »

Qui ne sait que le scepticisme a gagné la plupart des médecins et des vétérinaires; et qui ne sait que cette lèpre reconnaît pour cause l'infidélité des médicaments recommandés par l'allopathie ou l'homœopathie.

Bien souvent, en effet, l'effet d'un médicament est complétement nul malgré le choix de la substance. Cela tient à ce que les plantes médicinales n'agissent que par un principe particulier qu'elles renferment et que ce principe varie en quantité suivant que la plante a été cultivée ou a poussé à l'état sauvage, suivant qu'elle a été plus ou moins bien récoltée, fanée, séchée, que l'année a été plus ou moins sèche, plus ou moins pluvieuse. Quelles hésitations n'entraînent pas ces diverses circonstances dans l'administration de ces médicaments!

En médecine dosimétrique cette hésitation disparaît; cette méthode s'adresse à la substance active: au lieu de donner la nojx vomique, elle prescrit la strychnine ou plutôt ses sels; la belladone est remplacée par l'atropine; la jusquiame par l'hyosciamine. Il est inutile, croyons-nous, de faire ressortir les avantages de cette médication.

Mais il ne suffisait pas de dire : « Adressez-vous aux médicaments simples, héroïques; il fallait réglementer leur administration et les préparer sous la forme la plus commode et la plus soluble.

M. le professeur Burggraeve a mis des armes de précision entre les mains du praticien, mais comme pour toutes les armes de précision, leur maniement devait être fait suivant des règles fixes.

« Un fait que l'observation clinique m'a permis

de constater, dit le docteur Debout, c'est que le principe actif de bon nombre de plantes médicamenteuses s'altère ou se détruit par toute préparation pharmaceutique. »

Il y avait donc là un *désideratum*. Fort heureusement pour la méthode dosimétrique, qui aurait pu sombrer au départ, un pharmacien distingué, aussi habile que consciencieux, M. Ch. Chanteaud, a levé l'obstacle et a préparé les alcaloïdes sous forme de granules solubles et inaltérables.

Avec les préparations de M. Chanteaud, M. le docteur Debout n'aurait plus le droit de dire à propos de l'aconit : « La plupart des préparations fournies par le commerce de la droguerie sont faites avec des plantes cultivées ; or, ces préparations sont inertes ou à peu près. »

Les granules préparés par M. Chanteaud sous le contrôle de M. le docteur Burggraeve, auteur de la méthode dosimétrique, sont d'une pureté irréprochable, d'une solubilité parfaite; ils sont dosés avec une précision mathématique et contiennent un demi-milligramme, un milligramme ou un centigramme de substance active.

La médecine dosimétrique a fait ses preuves; ses lois, si simples, si claires, si rationnelles et si physiologiques, ont séduit bon nombre de médecins et de vétérinaires distingués, et l'expérience a donné raison à la théorie; si quelques insuccès ont été constatés, cela tient à deux causes : ou bien les expérimentateurs n'ont pas suivi les règles ou principes qui régissent la méthode dosimétrique, ou bien ils se sont adressés aux granules du commerce non contrôlés, composés, la plupart du temps, par des masses pilulaires insolubles et permettant leur accumulation dans l'économie.

Avantages de la dosimétrie pour la médecine vétérinaire.

M. le professeur Burggraeve a dit, dans un article du *Répertoire*, intitulé : *La médecine dosimétrique dans ses rapports avec la médecine vétérinaire* : « La médecine vétérinaire est placée aujourd'hui sur le même pied que la médecine humaine. Comme cette dernière, elle est représentée dans les académies ; elle a ses écoles, correspondant aux facultés de médecine des universités, et où professent des hommes d'un savoir universellement reconnu ; enfin, elle marche à la tête de l'instruction clinique par son mode d'expérimentation.

« Sous tous ces rapports, elle ne pouvait rester étrangère à la méthode dosimétrique. Elle aussi avait eu à souffrir de la polypharmacie, avec ses formules complexes et grossières. L'emploi des médicaments simples, tels que les alcaloïdes, qui s'adressent aux mille nuances de la maladie, y est exceptionnel, sinon inusité. »

M. le docteur Burggraeve aurait pu ajouter que, classiquement, les médecins vétérinaires sont embourbés dans l'ornière polypharmaceutique.

La plupart des vétérinaires n'ont pas la moindre confiance dans les médicaments fournis par les pharmacies allopathiques. Aussi, ou bien ils ne font rien, et se contentent de prescrire des soins hygiéniques, ou bien ils font de la médecine empirique : saignées et sétons, pour toutes les maladies.

L'adoption de la méthode dosimétrique aura donc pour eux un double avantage : ils chercheront de sauver leurs malades à l'aide de moyens précis et dans lesquels ils pourront avoir toute confiance; ils se distingueront des empiriques, rebouteux et autres parasites, qui infectent encore toutes nos campagnes.

—

Les granules dosimétriques sont très-portatifs. Dans une trousse de poche, on a de quoi parer aux premiers accidents. Avec l'allopathie, qui procède par kilogrammes, il n'est pas toujours facile, il est même souvent impossible d'avoir une pharmacie avec soi, et pourtant, dans la plupart de cas, à la campagne surtout, le vétérinaire n'est appelé que dans les maladies graves; il faut agir de suite; et pour peu qu'on soit éloigné d'un centre, le malade a le temps de mourir avant que le pharmacien ait préparé l'ordonnance.

—

Les médicaments dosimétriques préparés par M. Ch. Chanteaud sont purs et par conséquent sûrs dans leurs effets. Quel est le vétérinaire qui ne sait ce que valent le kermès pour chevaux (*sic*), la thériaque et autres médicaments *ejusdem farinæ* qu'on trouve dans toutes les officines.

Les médicaments dosimétriques sont plus faciles à administrer que tous les autres médicaments. Tout le monde sait combien l'administration d'un breuvage, d'une potion, est pénible, douloureuse pour le patient. Personne n'ignore combien les électuaires sont pris difficilement par le malade.

Avec les granules dosimétriques, il n'y a pas la moindre difficulté.

Les grands animaux acceptent presque toujours les granules dans une poignée de son frisé donnée à la main, dans un peu de mie de pain, ou dans un morceau de carotte. Dans le cas où les malades refusent le médicament, on le place sur une spatule en bois légèrement humectée par un peu de miel ou de glycérine et on sèche la spatule sur la base de la langue. Pour les petits animaux on ouvre la gueule, on place le granule sur la base de la langue et on maintient les mâchoires pendant quelques secondes.

Il est absolument inutile, comme le font un certain nombre de praticiens, de triturer les granules ou de les faire dissoudre dans une potion quelconque; cela peut même présenter du danger à cause de l'action immédiate sur les premières voies.

On a prétendu que la dosimétrie s'acclimaterait difficilement parce que le médecin vétérinaire ne peut pas être constamment près de son malade, quelquefois fort éloigné de son domicile, et que, puisqu'en médecine dosimétrique il faut continuer l'administration du médicament jusqu'à effet, les personnes qui soignent le malade ne peuvent savoir si l'effet désiré est obtenu. A cela nous répondrons d'abord, qu'au bout d'un certain temps d'expériences, le vétérinaire sait, à très-peu de chose près, combien il faudra administrer de granules pour obtenir l'effet qu'il demande ; ensuite, que le symptôme dominant étant la fièvre et l'exagération du calorique morbide, n'importe qui peut, à l'aide d'un thermomètre placé dans l'anus, constater l'abaissement de la température et s'arrêter à temps voulu.

—

Plusieurs vétérinaires demandent quelle dose de médicaments il faut administrer par jour. En médecine dosimétrique, il n'y a pas de posologie proprement dite, on administre et on continue l'administration du médicament jusqu'à effet, et plus la maladie qu'on a à combattre est grave et rapide dans ses périodes, plus on précipite l'administration des médicaments. Le praticien reste seul juge de ce qu'il a à faire.

—

On a manifesté le désir de voir fabriquer des granules appropriés à la médecine vétérinaire. Nous croyons que cette préparation spéciale serait plus nuisible qu'utile. Le médecin vétérinaire a à soigner de petits et de grands animaux. Il lui faudrait donc une trousse spéciale pour chaque espèce d'animaux, le médicament préparé pour le chien ou le chat ne pouvant servir posologiquement pour le cheval ou le bœuf; on devrait même confectionner des granules de poids différents pour la même espèce, la dose nécessaire pour cheval boulonnais et celle nécessaire pour cheval corse n'étant pas égales. De plus, la dose différentielle de l'homme au cheval n'est pas assez considérable; nous pensons que cinq à six granules chez les grands animaux, un à deux chez les petits, pour une fois, sont largement suffisants. Enfin cette division du médicament a peut-être un avantage, car si dans une administration, un cheval, par exemple, rejette un granule, quatre sur cinq sont encore absorbés.

On a objecté que : donner au cheval ou au bœuf, des médicaments aussi petits, c'était presque donner un mythe et *mettre une fraise dans la gueule d'un loup*. On a oublié, dans ce cas, que l'alcaloïde est le principe actif et rien que le principe actif de la plante médicinale, et qu'un kilogramme de racine fraîche d'aconit, par exemple, ne contient qu'une quantité d'aconitine variant de 40 à 60 centigrammes.

Il ne faut pas perdre de vue que les grands animaux, cheval, bœuf, ont un estomac fort délicat et très-glanduleux, par conséquent absorbant très-rapidement les médicaments solubles, qui sont ainsi introduits directement dans le torrent veineux par les *vosa breviora*. Chez les ruminants il ne faut pas

Fig. 1.

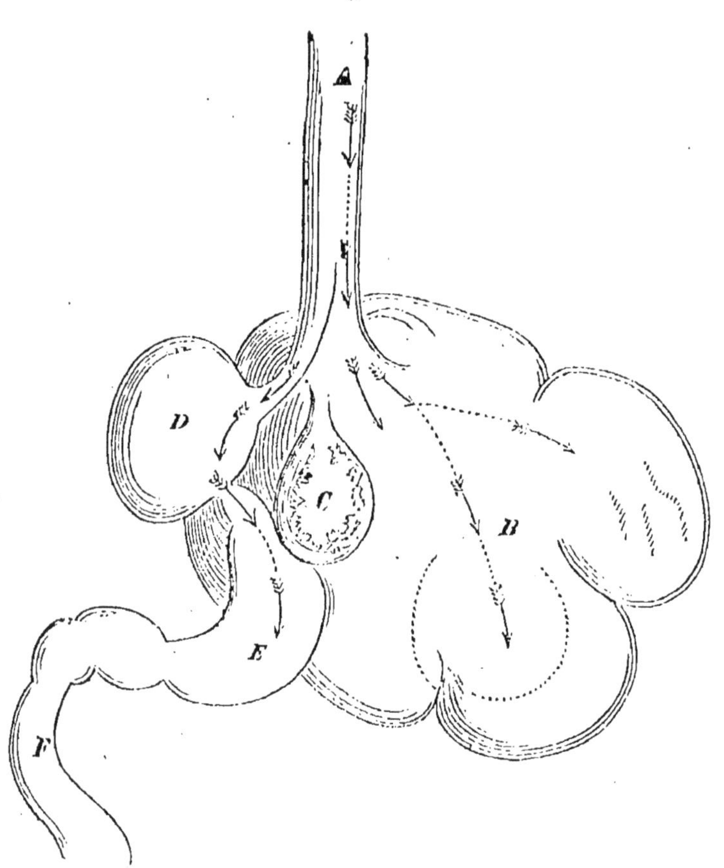

considérer comme l'estomac le *rumen*, qui est plutôt une dépendance de l'œsophage, mais la caillette, qui est l'estomac ou l'endroit où se fait la rumination. Nous reproduisons ici les figures qui ont paru dans la *Revue de médecine dosimétrique vétérinaire*, par lesquelles M. le professeur Burggraeve a indiqué la voie que suivent les granules dans la médicamentation dosimétrique des ruminants.

Fig. 2.

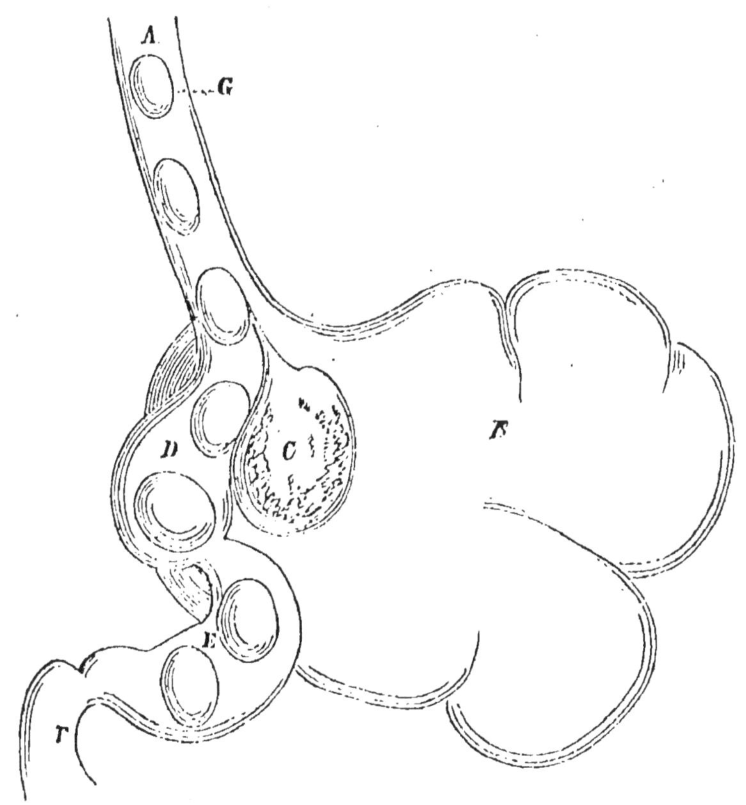

L'œsophage (fig. 1, *A*) à sa partie inférieure est divisé en deux gouttières, l'une allant à la *panse* et au *bonnet*, l'autre au *feuillet*. La panse est un vaste réservoir (*B*) à plusieurs compartiments, pour emmagasiner l'herbe à mesure que l'animal broute. Il en est de même des aliments pris à l'étable. Cette poche occupe une grande partie de l'abdomen et est tapissée par une membrane épaisse et peu sensible. Le *bonnet* ou *réseau* (*C*), ainsi nommé parce qu'à l'intérieur il présente une sorte de réseau alvéolaire, est une espèce de moule pour les boules qui remontent pendant la rumination. Le feuillet qui se trouve à droite de la panse et du bonnet, est ainsi nommé parce que ses replis ou valvules forment comme les feuillets d'un livre (*D*). Enfin l'estomac, dit caillette, parce que c'est là que le lait se caille. Sa paroi interne est molle, très-glanduleuse, et son volume ne dépasse guère celui de l'estomac de l'homme (*E*). A cette cavité succède l'intestin (*F*).

On sait comment s'opère la rumination : la boule alimentaire remonte pour être soumise à la mastication et à l'insalivation, puis reformée en bol elle descend directement dans le feuillet où s'opère une première dilution, puis dans la caillette où se forme le chyme, en une pâte homogène sous l'influence des sucs dissolvants de l'estomac, pepsine et acide chlorhydrique. C'est cette seconde déglutition qui s'opère également quand on fait avaler à l'animal un bol de son ou de pain dans lequel on a renfermé des granules dosimétriques (cinq ou six à la fois) et qu'on a eu soin d'enduire de mélasse ou de beurre, afin qu'il glisse plus facilement. Ces bols descendent successivement et distendant la gouttière du feuillet, ferment ainsi celle de la panse et du bonnet, de manière à ne pouvoir s'égarer (fig. 2, *G*); de là ils passent dans la caillette, où ils se dissolvent pour livrer les granules à l'absorption.

Du reste, cette objection est sans valeur, puisqu'en médecine dosimétrique il faut aller jusqu'à effet et que de petites doses fréquemment répétées finissent par faire une grosse dose.

Enfin on a dit : « Cette médecine est impraticable chez nos animaux domestiques à cause de la cherté du médicament. »

S'il est un art pour lequel soit vrai le proverbe : « Le temps, c'est de l'argent », c'est évidemment la médecine vétérinaire.

Le vétérinaire a à sauver un capital qui dépense tous les jours; or, la médecine dosimétrique jugule les maladies aiguës et supprime presque la convalescence, elle rend donc son malade utilisable le plus rapidement possible; enfin, si la dépense journalière est plus considérable, en réalité elle revient moins cher puisqu'elle ne dure que quelques jours au lieu de se continuer pendant des mois.

Nous sommes convaincu qu'il vaut mieux employer une médecine qui guérit qu'une médecine qui laisse mourir et que propriétaires et vétérinaires y trouveront leur compte.

DE LA FIÈVRE

ET DE

LA JUGULATION DES MALADIES AIGUES.

« Les maladies des animaux domestiques ne diffèrent pas de celles de l'homme.

« Si l'homme est éprouvé par les misères de la civilisation, les animaux ont à supporter les inconvénients et les dangers de la domestication.

« Nous avons à apprécier deux états dans la maladie : l'état aigu et l'état chronique. »

« L'état aigu, c'est la combustion ; l'état chronique, la consomption. Cependant cette dernière pouvant être accompagnée de fièvre, on peut dire qu'il y a la maladie avec fièvre, et la maladie sans fièvre.

« La fièvre est le point culminant morbide, et la gravité des maladies en est la conséquence.

« Elle doit être considérée comme un état morbide général, dont les localisations constituent l'état organique ou anatomo-pathologique. Ainsi les lésions anatomo-pathologiques sont le résultat d'une fièvre qui n'a pas été combattue convenablement à son début (1). »

Il y a dans la fièvre des troubles de la calorification, des troubles de la circulation, des troubles nerveux et des troubles de la digestion et des sécrétions.

Pendant la première période, ou période de frisson, l'animal est glacé au dehors et brûle au dedans ; les poils sont hérissés, les muqueuses apparentes très-pâles ; la transpiration est suspendue ; les urines supprimées ; le pouls est petit, la respiration gênée.

Il faut dans cette période algide de la fièvre agir fortement par les nervins et les révulsifs : bouchonner vigoureusement : frictions sèches ou excitantes sur tout le corps, et administrer un sel de strychnine uni à l'acide phosphorique (cinq à six granules de chaque chez les grands animaux, un à deux chez les petits), tous les quarts d'heure ou toutes les demi-heures, jusqu'à ce que le pouls se soit relevé et que la chaleur soit revenue à la périphérie. On établit ensuite la transpiration et la sécrétion urinaire par l'emploi de la digitaline, de la colchicine ou de la scillitine (un à cinq granules, suivant l'espèce et la taille), toutes les demi-heures ou toutes les heures, jusqu'à effet.

Dans la période d'ardeur, l'animal est brûlant ;

(1) Manuel de thérapeutique dosimétrique vétérinaire, par A. Landrin et J. Morice, 1re partie, maladies générales et constitutionnelles.

la peau est sèche; la transpiration est complétement arrêtée; les urines sont rares et rouges; le pouls, toujours accéléré, est tantôt plein et dur, tantôt petit, presque filiforme; la température est toujours élevée au-dessus de la normale, de 1 à 4 degrés centigrades et la brusque élévation de cette température est toujours en rapport avec la malignité de la fièvre.

Dans cette période il faut, avant tout, faire tomber le calorique morbide en administrant les alcaloïdes défervescents ou antithermiques (aconitine, vératrine, digitaline) : de un à six granules, suivant l'espèce ou la force du malade, tous les quarts d'heure ou toutes les demi-heures, jusqu'à ce que la température, que l'on constate par un thermomètre placé dans le rectum, soit redevenue normale.

Du sulfate de magnésie ou du sel salicylé vétérinaire seront donnés en dissolution dans des barbotages très-clairs. Si la fièvre est franche, l'animal pléthorique, on fera une saignée modérée, qu'on renouvelera au besoin.

La saignée, que la médecine dosimétrique ne proscrit pas, doit être faite néanmoins aussi rarement que possible.

Par la saignée on diminue la masse du sang et on restreint le chiffre des globules rouges; d'où ralentissement des mouvements respiratoires; mais le liquide sanguin soustrait est promptement remplacé, quant à sa masse, par la résorption d'une certaine quantité de plasma puisé dans toutes les parties du corps. De plus, la reconstitution des globules rouges est beaucoup plus rapide qu'on ne le croyait autrefois ; par conséquent les résultats acquis (ralentissement de la respiration, diminution de la tension sanguine, abaissement du degré de chaleur morbide) sont vite perdus, et ne laissent après eux qu'un affaiblissement général et une diminution des contractions cardiaques (1).

Le grand principe qui domine toute la méthode dosimétrique est celui de la *jugulation des maladies aiguës*.

La fièvre est, avons-nous dit, le point culminant morbide, et l'arrêter sur place c'est empêcher ses effets ; c'est, en un mot, l'application de l'adage de l'École de Salerne : « *Principiis obsta.* »

Toute maladie a une cause ; cette cause a pour premier effet le mouvement fébrile. La fièvre, à son tour, a pour conséquence les troubles anatomiques. La maladie est donc dans la fonction avant d'être dans l'organisme, c'est-à-dire avant d'avoir produit une altération de texture.

Les organiciens prétendent que la fièvre est l'extension d'un trouble local qui se généralise en gagnant un centre nerveux ; pour eux, le mouvement fébrile est toujours subordonné à une altération matérielle des liquides ou des solides.

(1) Voir l'article de la Revue de médecine dosimétrique vétérinaire de septembre, sur les effets de la saignée.

L'anatomie pathologique, disent-ils, a permis de constater des lésions là où on ne les soupçonnait pas ; et le sang, pouvant s'altérer aussi bien que les solides, provoque des phénomènes fébriles.

Les organiciens ne croient pas au principe vital. Selon eux la fièvre n'est jamais essentielle, car elle est toujours sous la dépendance d'une altération anatomique. Nous pourrions nous contenter de leur objecter quelles différences physique, chimique, anatomique existent entre le malade qui va mourir et son cadavre !!

Nous leur objecterons et nous leur demanderons s'ils connaissent le siége anatomique des fièvres intermittentes, maladies où la puissance de la médecine est la plus éclatante.

La manie de localisation est née de l'étude presque exclusive de l'anatomie pathologique ; on voit le malade et on attend le cadavre ; c'est ce que Broussais a appelé le fatalisme médical.

L'essentialité de la fièvre est indéniable. Plusieurs exemples pris dans différents groupes de maladies nous serviront à établir la justesse de cette assertion. Un cheval couvert de sueur a été surpris par un courant d'air froid qui a produit un arrêt subit de la transpiration cutanée.

Le vétérinaire consulté constate qu'il y a un mouvement fébrile très-prononcé avec sa période de frisson et sa période d'ardeur, mais il ne peut encore affirmer quelle est la maladie que l'animal *couve*, car les symptômes qu'il observe sont généraux et appartiennent au début de la plupart des affections aiguës.

Le lendemain ou le surlendemain seulement, le praticien reconnaît la localisation et diagnostique une pneumonie ou une pleurésie.

Les désordres physiologiques ont donc précédé les désordres locaux ou anatomiques. Or, en logique, on n'admet pas que l'effet puisse être antérieur à la cause, donc, la fièvre antérieure au mal local ne peut pas être la conséquence de celui-ci.

La pneumonie ou la pleurésie suivent leur cours et revêtent le caractère chronique. Tous les vétérinaires savent que, dans ce cas, la fièvre diminue, disparaît même malgré la persistance de la lésion anatomique.

Enfin, tous les praticiens observent que cette lésion, qui peut rester stationnaire pendant fort longtemps, ne progresse que sous l'influence d'un nouvel accès fébrile.

Donc : 1° *La fièvre antérieure aux troubles anatomiques, ne peut pas en être la conséquence ;*

2° *La fièvre, pouvant cesser malgré la persistance de la lésion anatomique, est indépendante de celle-ci ;*

3° *La lésion anatomique, restant stationnaire lorsque la fièvre cesse, il est rationnel d'admettre qu'elle est la conséquence du mouvement fébrile.*

Tous les chirurgiens savent que quelle que soit la

gravité d'une opération par elle-même, ce qu'ils doivent le plus redouter, c'est la fièvre de réaction ou fièvre traumatique; aucun d'eux n'ignore qu'en évitant cette fièvre, il prévient les complications.

Les anciens vétérinaires soumettaient les sujets à opérer, à un véritable entraînement chirurgical.

Avant de procéder à une opération grave, à la castration par exemple, ils saignaient leur patient et lui faisaient subir un régime diététique très-sévère. Ces pratiques, s'appuyant sur un principe vrai : prévenir la fièvre pour prévenir les complications, pouvaient avoir des inconvénients parce qu'elles débilitaient les sujets et que, dans tous les cas, il faut renforcer la vitalité; au lieu de la diminuer « on doit toujours augmenter la résistance de la fibre organique aux causes morbides et à la mort. »

Dans les maladies infectieuses, dans les fièvres éruptives, la gravité de la maladie est en rapport avec l'intensité de la fièvre. Ce qui dans la clavelée irrégulière, confluente, domine d'une façon déplorable, c'est la violence de la pyrexie qui fait succomber les moutons avant que l'éruption ait pu se produire. L'expérience a prouvé que si on parvient, sinon à faire tomber complétement le mouvement fébrile, du moins à diminuer considérablement son intensité, la clavelée, au lieu d'être confluente, irrégulière et presque toujours mortelle, est discrète, bénigne et parcourt régulièrement ses périodes.

Ces quelques exemples suffisent pour pouvoir affirmer, ce que nous disons en tête de ce chapitre, avec M. le professeur Burggraeve : « *La fièvre est le point culminant morbide ; l'arrêter sur place, c'est empêcher ses effets, c'est-à-dire juguler les maladies aiguës.* »

Le praticien n'a donc pas le droit d'attendre la localisation, sous prétexte qu'il a besoin d'asseoir son diagnostic pour formuler un traitement. L'expectation, si courte qu'elle soit, peut être fatale ; il faut agir de suite, car c'est en empêchant le mal d'élire son domicile, même passager, qu'on empêche la chronicité.

Le plus grand physiologiste des temps modernes, Claude Bernard, a démontré, par expériences, que la production du calorique animal est un phénomène purement vital. Lorsque les nerfs qui émanent du grand sympathique, se paralysent sous une influence quelconque, il en résulte une stagnation du sang dans les capillaires veineux, d'autant plus grande que le cœur précipite son action, l'équilibre étant rompu entre le système du pneumo-gastrique et celui du grand sympathique.

Pour lutter contre la fièvre on n'avait autrefois qu'un moyen rationnel : la saignée.

Nous ne proscrivons pas la saignée d'une façon absolue ; nous la croyons utile, indispensable même, dans certains cas d'affections franchement inflammatoires ; mais il ne faut la pratiquer que lorsqu'il y a indications précises, parce qu'elle affaiblit le malade, retarde et prolonge la convalescence.

Dans toutes les maladies infectieuses ou revêtant un caractère typhoïde, la saignée est dangereuse, souvent mortelle ; pourtant, dans ces affections il est urgent de faire tomber le calorique morbide, qui peut monter au point de devenir incompatible avec la vie, car cette haute température abolit rapidement les fonctions cérébrales, et la paralysie de la respiration et de la circulation entraîne la mort.

La fièvre étant due à la paralysie des nerfs vaso-moteurs, pour la combattre il faut tonifier les vaisseaux. Les alcaloïdes jouissent, au plus haut point, de cette propriété ; ils s'adressent au mouvement fonctionnel, qu'ils activent ou modèrent au gré de l'expérimentateur ; ils augmentent ou diminuent le degré de tension de la fibre organique et commandent, par conséquent, au calorique animal.

Par l'emploi de ces agents, on relève l'activité organique au lieu de l'abaisser ; on ramène le plus vite possible l'organisme à sa normale physiologique, ce qui doit être le but du médecin, car toute fièvre est une source de pertes considérables pour l'économie et son résultat est toujours *l'asthénie*.

DES PRINCIPALES MALADIES

DE

NOS ANIMAUX DOMESTIQUES

ET DE

LEUR TRAITEMENT DOSIMÉTRIQUE.

A

ABCÈS.

On donne le nom d'abcès à une collection de pus dans une cavité accidentelle.

On a divisé les abcès en *abcès chauds* et *abcès froids*.

Les abcès chauds ou aigus sont généralement le résultat du phlegmon. Très-fréquents chez les jeunes chevaux, comme conséquence d'une crise dépuratoire, ils peuvent aussi avoir des causes accidentelles (*coups*, *blessures*, *frottements*, *etc*.). Les abcès se développent et mûrissent d'autant plus facilement que la partie sur laquelle ils se trouvent est plus riche en tissu cellulaire.

Lorsque l'abcès est placé sur des parties molles, lâches et riches en tissu conjonctif, son développement se fait rapidement et sans efforts ; mais si, au contraire, l'abcès est entravé dans sa marche par un tissu résistant, s'il est comprimé par une aponévrose, un tendon, un os, etc., son développement est lent et la douleur peut être intense. Une fièvre violente s'allume ; la résorption purulente et la mort peuvent en être les conséquences.

Enfin l'abcès peut élire son lieu de domicile dans un organe important, et sa gravité est en rapport avec l'importance de l'organe lésé.

Lorsque l'abcès suit régulièrement ses périodes ; qu'il peut s'étendre normalement, sans compression ; que le centre ou point fluctuant se dessine bien, il suffit de provoquer sa maturation par l'application de cataplasmes de farine de lin, si la région malade le permet, ou bien par des frictions de pommades mercurielles, belladonées ; d'onguents, liniments ou baumes vésicants. Ensuite on ponctionne, à maturation complète, soit avec le bistouri, soit avec le cautère en pointes.

Mais lorsque l'abcès est comprimé par une cause quelconque, qu'il est gêné dans son développement et que sa formation s'accompagne d'une fièvre plus ou moins intense, il faut, outre les topiques indiqués plus haut, employer les alcaloïdes défervescents.

Ces médicaments, en modérant le pouls, en faisant tomber la chaleur morbide, précipitent la maturation de l'abcès et préviennent la résorption purulente.

On administre : Aconitine, vératrine ou digitaline (cinq granules chez nos grands animaux, un à deux chez les petits), toutes les demi-heures, toutes les heures ou toutes les deux heures, suivant l'intensité de la fièvre.

On continue cette médication jusqu'à ce que le mouvement fébrile ait disparu.

Si l'abcès est la conséquence d'une maladie ayant un caractère insidieux, typhoïde ou septique, on ajoute à l'emploi des alcaloïdes défervescents, l'administration d'un sel de strychnine et d'un sel de quinine (arséniate ou hydro-ferro-cyanate) : cinq à six granules chez les grands animaux, un à deux granules chez les petits, toutes les heures.

Les abcès froids ou chroniques, fréquents chez le bœuf, plus rares chez le cheval, n'occasionnent pas de fièvre et leur traitement est tout chirurgical.

ACROBUSTITE.

L'acrobustite est l'inflammation du fourreau ou du prépuce.

Fréquente chez le chien, cette inflammation s'observe quelquefois chez le cheval et chez le mouton; elle reconnait généralement pour cause le manque de soins de propreté.

L'acrobustite est caractérisée par de la chaleur, du gonflement et de la douleur et, quand elle devient ancienne, par un écoulement purulent.

Des lavages à l'eau pure ou blanchie par l'extrait de saturne font, le plus souvent, disparaître cette affection chez le cheval et chez le mouton. Mais chez le chien il est presque toujours nécessaire d'avoir recours à des injections astringentes ou légèrement caustiques à base de sulfate de zinc, d'acide tannique, de nitrate d'argent, auxquelles on ajoute du laudanum, de la teinture de belladone pour calmer la douleur.

Lorsque la miction est très-difficile ou impossible, on tente chez le chien l'administration de l'arséniate de strychnine et de l'hyosciamine (un granule de chaque trois à quatre fois par jour).

AMAUROSE.

On a donné le nom d'amaurose, de goutte sereine, à l'affaiblissement ou à la perte totale de la vue sans qu'aucun obstacle empêche l'arrivée des rayons lumineux au fond de l'œil.

Cet affaiblissement ou cette perte de la vue dépendent soit d'une lésion ou d'une paralysie de la rétine (*amaurose idiopathique*), soit d'une altération du nerf optique ou de la partie du cerveau chargée de recevoir les perceptions lumineuses (*amaurose symptomatique*), soit de lésions d'organes indépendants de la vision (*amaurose sympathique*).

L'amaurose est caractérisée par l'absence de troubles des humeurs de l'œil, la dilatation exagérée de la pupille et l'immobilité de l'iris, qui ne se contracte pas sous l'influence de la lumière.

Le traitement de la goutte sereine varie autant que les causes qui la produisent.

L'idiopathique et la symptomatique ont presque toujours pour origine, une sorte d'anesthésie ou de paralysie de la rétine ou du nerf optique; il faut donc réveiller ce nerf ou son épanouissement. Pour cela on administre un sel de strychnine (de préférence le sulfate, cinq granules chez les grands animaux, un granule chez les petits) toutes les heures, toutes les deux heures ou seulement trois ou quatre fois par jour, suivant que la maladie est plus ou moins récente, car, en médecine dosimétrique, il ne faut jamais perdre de vue que l'administration du médicament doit être proportionnée à l'acuité de l'affection.

Comme médication externe, on fait sur les yeux malades deux instillations par jour avec de l'huile phosphorée. On rafraîchit l'amaurotique en lui donnant, matin et soir, du sulfate de magnésie ou du sel vétérinaire Chanteaud, en dissolution dans les barbotages.

Lorsque le malade a la fièvre, on le soumet à un régime plus ou moins sévère et on lui administre les alcaloïdes antithermiques (aconitine, vératrine, ou digitaline) : cinq granules chez les grands animaux, un granule chez les petits, toutes les heures ou toutes les deux heures jusqu'à effet.

L'amaurose symptomatique n'étant que le symptôme d'une autre maladie, son traitement dépendra de l'affection qui l'occasionne.

ANASARQUE.

L'anasarque est caractérisée par des infiltrations séreuses du tissu cellulaire, nombreuses et étendues.

Elle est idiopathique ou symptomatique. Ces deux maladies sont de nature essentiellement différente.

L'anarsarque idiopathique est une affection par altération du sang; l'anasarque symptomatique dépend souvent d'une lésion organique du cœur, du poumon, du foie, des reins, etc., ou n'est qu'un symptôme d'une maladie infectieuse ou virulente, comme la gourme, la morve, etc.

L'anasarque idiopathique a été encore appelée : *Mal de tête de contagion*, *Coryza grangréneux*, *Morve gangréneuse*, *Charbon blanc*.

Delafond la désignait sous le nom de *diastasémie rapide*; et Rodet, qui la considérait comme une maladie par altération du sang, voulait lui donner le nom de *fièvre pétéchiale avec anasarque*.

Cette affection se décèle par l'apparition très-rapide de tumeurs œdémateuses sous le ventre, sur les membres, à la tête; la sérosité contenue dans ces tumeurs, descendant par son propre poids, ne tarde pas à se placer sur un niveau horizontal, comme les liquides dans les vases communiquants.

En même temps que les œdèmes se forment, des pétéchies nombreuses se montrent sur les muqueuses apparentes.

Delafond croyait que l'apparition si brusque de ces œdèmes et de ces taches pétéchiales, est le résultat d'une altération prompte du sang, produisant la séparation des éléments de ce fluide.

Il est bien évident que si la cause occasionnelle de l'*anasarque idiopathique* est généralement un arrêt subit de la transpiration cutanée, la cause prédisposante, *indispensable*, est une altération du sang par appauvrissement des éléments plastiques et par prédominance de la partie séreuse. La tendance qu'a cette affection à se compliquer de gangrène, de *purpura hémorrhagica*; sa fréquence sur les animaux affaiblis ou surmenés, sont autant de preuves de la justesse de cette opinion.

Aussi, dans cette maladie, faut-il s'abstenir de tous les moyens affaiblissants; au lieu de saigner et de passer des sétons, il faut reconstituer son malade.

Nourrir d'aliments très-alibiles, contenant beaucoup de matériaux nutritifs sous un petit volume, et même, si cela est nécessaire, avoir recours au lait, le plus complet et le plus précieux de tous les aliments.

Pour éviter les métastases, il faut fixer, le plus rapidement possible, les œdèmes avec des frictions vésicantes. La teinture de cantharides et le baume caustique de Gombault sont, dans ce cas, les vésicants les plus prompts et les plus sûrs.

A l'intérieur, comme *dominante* du traitement et pour lutter contre l'altération du sang, on administre les sels de quinine (le salicylate de préférence) : cinq granules toutes les demi-heures, toutes les heures ou toutes les deux heures, suivant la gravité des cas.

Comme incitants vitaux et pour fouetter le sang, trop paresseux et trop faible, on ajoute aux sels de quinine l'administration d'un sel de strychnine (sulfate, arséniate ou hypophosphite) : cinq granules toutes les heures.

Enfin, pour combattre le symptôme œdème et comme *variante*, on s'adresse aux diurétiques et on donne : digitaline, colchicine ou scillitine, cinq granules toutes les heures et jusqu'à obtention de l'effet désiré.

Quand il y a complication de *purpura hémorrhagica*, on a recours à l'ergotine : cinq granules toutes les deux heures. Cette substance agit en resserrant et en tonifiant les vaisseaux.

Lorsque l'œdème de la tête est tellement volumineux qu'il gêne la respiration au point de faire craindre l'asphyxie, on relève les ailes du nez à l'aide de lames de plomb, de crochets, etc. ; dans certains cas, on est forcé de pratiquer la trachéotomie.

Pendant la convalescence, on doit, dans cette affection comme dans toutes les maladies qui ont épuisé le sujet, prescrire l'arséniate de fer et la quassine (cinq granules de chaque, un quart d'heure avant les repas). L'arséniate de fer reconstitue le sang; la quassine, médicament amer et tonique, excite l'appétit.

La liberté du ventre est entretenue pendant toute la durée de la maladie par l'administration, dans les barbotages, du sel vétérinaire Chanteaud (une cuillerée à bouche dans chaque barbotage).

Les malades sont promenés tous les jours, munis de bonnes couvertures. Ils sont remis graduellement au travail.

L'*anasarque symptomatique*, conséquence d'une affection grave d'un organe ou résultat d'une maladie infectieuse ou virulente, doit être traitée d'après la cause qui lui a donné naissance.

Mais son traitement ne doit pas être négligé, quoique *variante*, car ce symptôme peut, à lui seul, entraîner la mort du malade.

ANEMIE.

L'anémie est un état morbide résultant de la diminution de la masse du sang, qui est tombé au-dessous de la proportion normale.

Elle est caractérisée par une faiblesse musculaire excessive; la pâleur générale des muqueuses; la petitesse du pouls; le trouble plus ou moins prononcé de toutes les fonctions.

L'anémie est essentielle ou symptomatique, primitive ou secondaire.

Il est bien rare que l'anémie proprement dite, ne soit qu'une diminution de la masse du sang et qu'elle ne se complique pas d'un abaissement des globules, de l'albumine et des sels de ce liquide. Dans ce cas, le sang perd non-seulement en quantité mais en qualité.

L'anémie essentielle ayant une cause lente et peu connue est toujours très-grave.

On lui oppose une nourriture substantielle et de digestion facile (marschs, carottes, farineux, pain chez les grands animaux; lait, viandes, élixir alimentaire de Ducro, chez les petits animaux).

On recommande de mêler du chlorure de sodium ou sel de cuisine, aux aliments.

Une hygiène bien entendue, un travail léger servant de promenade, sont indispensables.

Le traitement dosimétrique de l'anémie essentielle consiste dans l'emploi de l'arséniate de fer et de la quassine (cinq granules de chaque chez les grands animaux, un granule chez les petits, à doses répétées, proportionnellement à la gravité du cas). On ajoute à ces médicaments l'administration de l'iodure d'arsenic (un à six granules, trois fois par jour).

Dans l'anémie symptomatique il faut au traitement précité ajouter des moyens contre la cause (hémorrhagies et suppurations abondantes, affections aiguës ou chroniques, etc.).

Enfin, lorsque l'anémie est tellement avancée et que l'animal est débilité au point qu'on peut avoir les craintes les plus sérieuses pour l'existence du sujet, on doit avoir recours à la transfusion du sang (1).

ANGINE.

Avec les Latins, on donne en médecine vétérinaire le nom d'angine (*angere*, suffoquer, étrangler) à toute maladie dans laquelle il y a lésion de la déglutition et de la respiration, ensemble ou séparément, pourvu que cette lésion n'intéresse que l'appareil laryngien et l'appareil pharyngien.

D'où en médecine vétérinaire trois espèces principales d'angine :

1° L'une intéressant le larynx ou laryngite (voir ce mot);

2° Une angine localisée plus particulièrement sur le pharynx ou pharyngite (voir Pharyngite);

3° L'inflammation peut atteindre les muqueuses du pharynx et du larynx (voir Laryngo-pharyngite).

L'angine, au lieu d'être franchement inflammatoire, peut avoir des caractères spéciaux. Voir : pour *angine croupale* le mot diphthérites; pour *angine gourmeuse*, l'article gourme.

(1) Nous rappelons ici l'article : *Transfusion du sang*, de la Revue de médecine dosimétrique vétérinaire de novembre 1879.

ANHÉMATOSIE.

L'anhématosie, appelée vulgairement coup de chaleur, est en effet une maladie des grandes chaleurs. Elle a pour cause principale la raréfaction de l'atmosphère par une température très-élevée.

Elle est très-fréquente chez les chevaux, surtout chez ceux employés aux allures rapides. On l'observe aussi chez le bœuf et le mouton.

L'anhématosie ou défaut d'hématose du sang, est considérée à juste titre par M. Henri Bouley, comme étant une asphyxie rapide.

Ces symptômes principaux sont : respiration très-difficile, regard et facies anxieux ; pouls vite et dur ; naseaux convulsés et dilatés outre mesure ; muqueuses apparentes cyanosées ; flancs battant parfois d'une façon si tumultueuse et si rapide que l'on attend à chaque instant la chute du malade.

Il y a là une sidération intense du système nerveux. Les poumons ne fonctionnent plus malgré les efforts du malade. Sous l'influence de cette paralysie des fonctions du poumon et des fibres du cœur, le sang ne s'hématose plus et se décompose.

Il faut remédier au plus vite à cette paralysie ayant pour résultat l'asphyxie et par conséquent la mort.

Les saignées, les douches froides, l'exposition des malades aux courants d'airs, les frictions révulsives ne sont suffisantes que lorsque l'affection est légère ;

dans les cas graves on doit administrer tous les quarts d'heure et même toutes les dix minutes, cinq à six granules d'arséniate de strychnine.

Cette médication, poursuivie jusqu'à effet, donne presque toujours les résultats les plus heureux.

Les animaux sont généralement guéris après quelques heures ou une demi-journée de traitement ; il faut néanmoins leur accorder quelques jours de repos, pendant lequel on leur donne des barbotages tenant en dissolution du sel vétérinaire Chanteaud, comme il a été dit plus haut.

ANTHRAX.

Voir *Charbon*.

APHTHES (FIÈVRE APHTHEUSE).

On appelle *aphthes* des éruptions qui commencent par de petites vésicules transparentes, blanches, arrondies, au-dessous et autour desquelles un bourrelet gris ou blanc se développe, le lendemain et souvent le jour même de leur apparition.

La fièvre aphtheuse est une maladie éruptive et contagieuse, fréquente chez le bœuf.

Elle revêt le plus souvent le caractère épizootique et est transmissible à l'homme.

La présence d'aphthes sur la muqueuse de la bouche, sur le nez, les mamelles, dans les espaces interdigités, constitue son principal symptôme.

M. Hadinger prétend que la fièvre aphtheuse est occasionnée par des filaments leptothricaux, ayant pour origine le champignon de la rouille des végétaux ; mais on ignore encore si ce parasite est effet ou cause.

Quelques auteurs ont affirmé que le liquide des vésicules de la fièvre aphtheuse et celui des pustules du cowpox avaient une nature identique. Diverses inoculations expérimentales ont été tentées par plusieurs auteurs et notamment par Bousquet, Rayer, Ozane, et cela sans résultat concluant. Enfin, une commission nommée à Lyon a démontré que la fièvre aphtheuse et le cowpox sont de nature différente. Cette commission a prouvé qu'une vache qui avait eu la fièvre aphtheuse recevait et développait parfaitement le cowpox et réciproquement (1).

La fièvre aphtheuse est une fièvre éruptive à périodes bien limitées. Au début, mouvement fébrile; cessation de la rumination : mufle sec; langue rouge, chaude et sèche.

Dans cette première période, il faut donner les défervescents (aconitine, digitaline, vératrine), cinq à six granules d'une, deux ou trois de ces substances à la fois, à administrations répétées proportionnellement à l'intensité de la fièvre. Si le mouvement fébrile est bien arrêté, la maladie est toujours bénigne.

(1) Nous renvoyons au bel ouvrage de M. le professeur Burggraeve : *Monument à Jenner*.

Dans la deuxième période, des vésicules isolées ou confluentes apparaissent. Une salive abondante, visqueuse et répandant une très-mauvaise odeur, s'écoule par les commissures des lèvres.

La préhension et la mastication des aliments sont très-difficiles sinon impossibles.

Si les vésicules s'étendent sur les mamelles et dans les espaces interdigités, la traite doit être supprimée ; et l'animal, ne pouvant pas marcher, souffre beaucoup. Il faut donc porter remède à cet état le plus rapidement possible.

Première indication : La maladie étant contagieuse, on isole les malades et les suspects.

On touche les plaies, laissées par les vésicules déchirées, soit avec le jus de citron, soit avec une solution astringente à base de sulfate de zinc additionnée d'une quantité plus ou moins grande d'hydrate de chloral. Les plaies graves des onglons sont pansées avec des topiques phéniqués. La complication d'arthrite est combattue par des préparations à base de sel de cuivre; enfin, lorsqu'il reste des fongosités ou des ulcères interdigités, on les cautérise soit avec le nitrate d'argent, soit avec une solution concentrée d'acide phénique.

Mais ce qu'il ne faut pas négliger pour détruire la maladie et empêcher par conséquent sa propagation, ce sont les soins hygiéniques et le traitement interne.

Contre l'élément infectieux on donne un sel de quinine (sulfate, arséniate, hydro-ferro-cyanate ou salicylate), six granules, quatre à six fois par jour, suivant l'étendue de l'éruption ; et, comme la fièvre aphtheuse s'accompagne en même temps d'un élément parasitaire, on administre également le sulfure de calcium (aux mêmes doses et dans les mêmes conditions que le sel de quinine). On doit traire souvent, avec douceur et à l'aide de tubes trayeurs lorsque l'éruption vésiculeuse est trop abondante.

Litière sèche et abondante, aliments de préhension et de mastication faciles.

Sel vétérinaire Chanteaud, en dissolution dans les boissons.

ARTHRITE.

On donne le nom d'*arthrite* à l'inflammation des articulations.

L'arthrite est caractérisée par le gonflement, la chaleur, la rougeur, et chez les animaux à peau fine ou dépourvue de pigment, la rougeur de la région malade.

L'arthrite est essentielle, symptomatique ou traumatique.

L'arthrite aiguë essentielle est toujours aggravée par une fièvre plus ou moins intense ; il faut donc, outre le traitement local consistant en cataplasmes, irrigations continues, vésicatoires, avoir recours à l'administration des alcaloïdes défervescents (aconitine, vératrine, digitaline). On administre cinq granules chez les grands animaux, un à deux granules chez les petits, d'une, deux ou trois de ces substances, toutes les demi-heures, toutes les heures ou toutes les deux heures, suivant la gravité de la fièvre et jusqu'à rémission.

On soumet le malade à une diète blanche et au sel vétérinaire Chanteaud dans les boissons. Bonne écurie et litière abondante.

Dans l'arthrite symptomatique, le traitement doit être basé sur la cause ou maladie dont l'arthrite n'est qu'un symptôme.

L'arthrite traumatique est compliquée par une fistule donnant abondamment du pus caillebotté et très-fétide. S'il y a fièvre, on prescrit les alcaloïdes défervescents, comme dans le cas d'arthrite essentielle.

Les vésicatoires, l'ongent œgyptiac, les irrigations froides continues, les injections de glycérine peuvent être employés comme traitement local. Le glycérolé à base d'hydrate de chloral est la meilleure injection à faire dans la fistule, qu'il faut agrandir pour empêcher l'accumulation du pus.

Lorsque le trajet fistuleux fournit un pus abondant, et que la maladie est ancienne, l'animal s'épuise; on a, dans ce cas, recours à l'administration de l'arséniate de strychine, arséniate de fer et quassine (cinq granules chez les grands animaux et un granule chez les petits), trois fois par jour, et on donne une nourriture copieuse, alibile et de digestion facile. On aura soin de porter dans les foyers des pointes de feu.

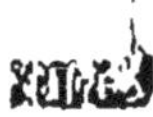

ASCITE.

L'ascite est une affection caractérisée par un épanchement de sérosité dans la cavité abdominale.

L'ascite essentielle est le résultat d'une péritonite chronique; elle est fréquente chez le chien.

Ces symptômes pathognomoniques sont : fort gonflement de l'abdomen avec fluctuation très-évidente sur toute sa surface; pouls faible et lent; muqueuses pâles.

Le traitement externe consiste dans l'application de pommades mercurielles, de vinaigre scillitique, en frictions sur les parois de l'abdomen.

Le traitement interne, le plus important, exige l'administration de l'arséniate de strychnine, de la colchicine ou de la scillitine et parfois du calomel (cinq granules de chaque chez les grands animaux, un granule chez les petits), quatre à cinq fois par jour.

Sel vétérinaire Chanteaud et azotate de potasse. en solution dans les boissons.

Nourriture substantielle, alibile; quassine (un à cinq granules) avant chaque repas.

La paracentèse donne quelquefois de bons résultats, surtout chez le chien. Se servir d'un appareil aspirateur (aspirateur Landrin) à trocart capillaire.

La ponction peut être simple ou suivie d'une injection iodée, composée d'un cinquième de teinture d'iode, quatre cinquièmes d'eau et q. s. iodure de potassium pour dissoudre l'iode qui se précipite. Retirer le liquide après une minute.

L'ascite symptomatique est le plus souvent le résultat de tumeurs qui se trouvent dans le foie, la rate, le mésentère, etc. Il faut donc essayer de lutter contre ces tumeurs pour faire disparaître l'ascite qui en est la conséquence.

ASPHYXIE.

On donne le nom d'asphyxie à un etat caractérisé par la suspension des phénomènes de la respiration, entraînant celle des fonctions cérébrales, musculaires, et de toutes les autres fonctions.

Toute cause qui empêche l'hématose du sang amène l'asphyxie : submersion, strangulation, compression de la poitrine, aspiration de gaz non respirables ou délétères; asphyxie des nouveau-nés.

On comprend qu'il faut d'abord supprimer la cause. Exposer le malade en plein air. Avoir même recours à la respiration artificielle, aux irrigations d'eau froide sur la tête, aux frictions excitantes sur la poitrine et les membres, etc.

Comme traitement interne ne jamais oublier d'administrer un des sels de strychnine, ces incitants vitaux par excellence; de un à cinq granules, suivant l'espèce et la force de l'animal, tous les quarts d'heure et même toutes les dix minutes.

ASTHÉNIE.

Le mot *asthénie* est synonyme de manque de force, débilité, faiblesse.

L'*asthénie* est une diminution générale ou partielle de l'action organique, diminution qui survient souvent sous l'influence de causes excitantes. Toute exagération de travail d'un organe finit par amener la faiblesse ou l'asthénie de cet organe.

On comprend alors que cette affection doit être très-fréquente chez nos chevaux, souvent mal nourris et surmenés.

C'est pour parer à cet inconvénient du travail et de l'âge que M. le docteur Burggraeve a préconisé son système de longévité :

Donner régulièrement aux animaux fatigués : chlorure de sodium et sel vétérinaire Chanteaud, dans les aliments.

Administrer tous les jours et matin et soir de un à cinq granules d'arséniate de strychnine.

ASTHME.

Voir *Pousse*.

AVANT-COEUR, ANTI-COEUR.

Voir *Charbon*.

AVORTEMENT.

L'*avortement* ou expulsion du fœtus avant qu'il soit viable, peut être accidentel ou épizootique.

L'accidentel réclame des soins en rapport avec la cause.

Bonne hygiène, injections vaginales à l'hydrate de chloral boraté.

Faire tomber la fièvre, s'il y a lieu, par l'emploi des défervescents (aconitine, vératrine, digitaline).

L'avortement *enzootique* ou *épizootique* est plus fréquent chez la vache que chez la jument. Il est préjudiciable au propriétaire pour deux causes : perte du produit ; conséquences graves que l'avortement peut avoir chez la mère.

L'intoxication par les effluves paludéens ou par les agents miasmatiques est la seule et vraie cause de l'avortement enzootique ou épizootique.

On a bien voulu invoquer l'action des années pluvieuses, des fourrages aqueux, peu alibiles, etc., mais ces causes se lient à leur conséquence ; dégagement d'effluves ou de miasmes.

Enfin on a prétendu que les vaches avortaient par *imitation*.

N'est-il pas plus rationnel d'admettre que les produits de l'avortement, l'arrière-faix se putréfiant rapidement et souvent même étant putréfiés au moment de leur expulsion, il y a dégagement de miasmes, empoisonnant l'étable.

Les effluves ou miasmes agissent, dans ce cas, comme relâchants et stupéfiants de tout l'organisme, et en particulier de l'utérus, dont les fonctions dominent toutes les autres chez les femelles pleines.

Aussi doit-on, dans les contrées où l'on craint l'avortement, administrer aux femelles pleines : cinq granules arséniates de strychnine toutes les trois heures, pour stimuler l'organisme, et cinq granules de salicylate ou d'hydro-ferro-cyanate de quinine (quatre fois par jour) pour lutter contre l'élément infectieux.

Une fièvre, parfois intense, accompagnant le plus généralement l'avortement, il faut, pour la faire disparaître, recourir aux alcaloïdes défervescents (vératrine, aconitine, digitaline) cinq granules de une, deux ou trois de ces substances, toutes les demi-heures, ou toutes les heures, suivant la gravité du cas et jusqu'à effet.

A la suite de l'avortement, on fait dans le vagin, des injections avec une solution d'hydrate de chloral boraté.

Les résultats de l'accident (fœtus, poche des eaux, etc.) sont détruits, et on désinfecte l'étable par des aspersions phéniquées ou salicylées.

Les propriétaires doivent toujours très-bien nourrir les femelles pleines et employer tous les moyens que l'hygiène et la zootechnie recommandent pour faire cesser les causes d'empoisonnements par les effluves ou les miasmes.

B

BALANITE.

On donne le nom de *balanite* à l'inflammation de la membrane muqueuse qui revêt la partie antérieure du pénis. Elle est caractérisée par du gonflement, de la douleur, de la rougeur et de la chaleur, symptômes inflammatoires occasionnant de la *dysurie*.

On nettoie la verge et on prescrit des bains locaux froids et astringents.

Pour combattre la dysurie, on a recours à l'action combinée du sulfate de strychnine et de l'hyosciamine (cinq granules de chaque chez les grands animaux, un à deux granules chez les petits) jusqu'à cessation du symptôme, et par doses d'autant plus rapprochées que la miction est plus difficile.

BLENNORRHÉE.

La *blennorrhée* ou écoulement chronique-mucoso-purulent de la muqueuse génito-urinaire est fréquente chez le chien.

On lui oppose des soins de propreté, des injections astringentes à base de sulfate de zinc (sulfate de zinc 1 gramme, eau 50 grammes) ou d'acide tannique (2 grammes d'acide tannique sur 50 grammes d'eau) renouvelées trois ou quatre fois par jour.

On administre deux à six granules cubébine,

quatre à cinq fois par jour, et une cuillerée à café de sel vétérinaire Chanteaud en dissolution dans 60 grammes d'eau, tous les matins.

BRONCHITE.

La bronchite, vulgairement *Catarrhe pulmonaire*, est l'inflammation de la muqueuse des bronches.

Les causes variables de la bronchite donnent lieu à des bronchites diverses : 1° *Bronchite aiguë;* 2° *bronchite chronique;* 3° *bronchite capillaire;* 4° *bronchite pseudo-membraneuse ou croupale;* 5° *bronchite vermineuse;* 6° *bronchite gourmeuse.*

Bronchite aiguë. — L'impression du froid en est la cause la plus ordinaire.

Elle peut être légère ou intense. La bronchite aiguë légère ne demande généralement pour être guérie que quelques soins hygiéniques.

La bronchite aiguë intense offre dans son cours trois périodes.

Une première période pendant laquelle on constate : toux profonde, sèche, rauque, quinteuse; pouls fort, dur, artère tendue; muqueuses apparentes injectées; flanc légèrement altéré, à mouvements plus rapides qu'à l'état normal, peau sèche.

Dans cette première période, il faut lutter contre la fièvre en administrant les alcaloïdes défervescents (aconitine, vératrine, digitaline), cinq granules chez les grands animaux, un granule chez les petits, toutes les demi-heures ou toutes les heures, suivant l'intensité de la fièvre.

Si la toux est très-pénible, on prescrit des granules de narcéine, codéine, hyosciamine, atropine, chlorhydrate de morphine, cicutine, un ou plusieurs de ces alcaloïdes à la fois et en choisissant suivant que c'est le spasme ou la douleur qui domine.

Ces substances sont administrées à doses proportionnées à l'intensité du symptôme que l'on veut combattre.

Pendant la deuxième période, la toux devient grasse et l'animal rejette par les naseaux un jetage plus ou moins abondant. Pour faciliter l'expectoration, on donne, par jour, 20 grammes de kermès minéral en électuaire aux grands animaux et quatre à cinq granules de cette substance aux petits. Inutile d'ajouter que s'il y a fièvre, douleur et spasme, on continue l'administration des granules sus-indiqués.

Dans la troisième période, la fièvre disparaît, la peau est humide; la toux est plus rare; l'appétit renaît.

On donne outre le chlorure de zinc, la quassine trois fois par jour (de un à cinq granules).

Pendant toute la durée de l'affection, le sel vétérinaire Chanteaud est donné en dissolution dans les barbotages, et les soins hygiéniques ne sont jamais négligés.

Lorsque l'altération du flanc est prononcée et que la bronchite menace de se compliquer d'engouement pulmonaire, on applique un large sinapisme sous la poitrine.

Bronchite chronique. — Quand la bronchite tend à revêtir le caractère chronique; que le jetage purulent persiste; que la toux continue à se faire entendre surtout le matin et le soir; que les poils se piquent, il faut stimuler l'organisme par l'arséniate de strychnine (cinq granules chez les grands animaux, un à deux granules chez les petits, trois à quatre fois par jour), et comme modificateurs profonds, s'adresser au sulfure de calcium, à l'iodoforme; aux arséniates de soude, d'antimoine, de fer, administrés trois fois par jour.

Donner des aliments abondants et substantiels (marchs, tourteaux, farineux, galettes, paille arrosée d'une solution de sel marin, miel). Aux chiens très-affectionnés ou d'un grand prix, on peut donner matin et soir une cuillerée à café de l'élixir alimentaire de Ducro.

Bronchite capillaire. — La bronchite capillaire est assez fréquente chez le chien. Elle se distingue par une oppression excessive, une menace d'asphyxie presque constante, une toux fréquente, un jetage filant et jaunâtre. A l'auscultation, on constate des râles muqueux et sibilants et surtout des râles sous-crépitants.

Il faut parer à la détresse respiratoire par l'emploi de l'arséniate de strychnine, et chez les chiens de petite race de la brucine (un granule sept à huit fois par jour). Combattre la fièvre, le spasme et la douleur par les moyens précités. Sinapismes et vésicatoires sous la poitrine.

Bronchite pseudo-membraneuse ou croupale. — Voir *Diphthérites.*

Bronchite vermineuse. — 1° *Bronchite vermineuse du mouton :* La bronchite vermineuse des bêtes ovines est due à la présence dans les bronches d'un ver nématoïde (*strongle filaire*). Cette affection est assez fréquente.

M. Landrin, qui a fait une étude spéciale de cette maladie, a démontré que ce n'est pas une bronchite. Il lui a donné le nom de *pneumo-strongylie.*

Il définit cette affection : « Une maladie des poumons des bêtes ovines, transmissible d'un animal aux autres par génération continue de sa cause : le *strongle filaire* (1). »

M. Landrin donne cette définition : 1° parce qu'elle ne préjuge rien quant à la nature des lésions, qui sont si diverses que nulle définition ne saurait les embrasser; 2° parce qu'elle indique la genèse de la maladie d'une façon générale; 3° enfin parce qu'elle affirme le nom qu'il lui a donné en spécifiant le siége et la cause unique du mal.

Pour M. Landrin, l'origine de cette affection est essentiellement parasitaire; l'helminthe est, à lui seul, la cause pathogénique.

(1) Manuel de thérapeutique dosimétrique vétérinaire (2e partie).

Il y a plusieurs indications à remplir pour tenter la guérison de cette affection.

Tuer l'helminthe; en obtenir l'évacuation; combattre l'état catarrhal et inflammatoire et ramener l'état de nutrition à sa normale.

La maladie étant transmissible d'un animal à un autre par génération continue de sa cause, il faut isoler les animaux malades ou même suspects, et leur administrer coup sur coup (tous les quarts d'heure) deux granules de santonine ou de kousséine; on leur fait prendre, en outre, deux ou trois fumigations par jour soit au goudron végétal, soit à l'essence de térébenthine, soit à l'huile empyreumatique ou au coaltar.

Si la fièvre est accusée, on administre : vératrine, aconitine, digitaline, un granule de un, deux ou trois de ces alcaloïdes suivant le cas, tous les quarts d'heure, les demi-heures ou les heures, d'après l'état du pouls et de la chaleur morbide. Dans le cas de menace d'asphyxie, on emploie l'arséniate de strychnine ou la brucine à la dose de quatre à cinq granules par jour.

Des aliments très-alibiles et de facile digestion sont mis à la disposition des malades.

A la fin du traitement, l'arséniate de fer et la quassine (deux granules de chaque trois fois par jour), sont donnés pour relever les forces et exciter l'appétit.

Il va sans dire qu'il faut nettoyer et purifier à

fond les bergeries et n'y reconduire un troupeau qu'après un certain laps de temps.

2° *Bronchite vermineuse des veaux.* — La bronchite vermineuse des veaux, due à la présence dans les bronches du *strongle micrure*, est une affection similaire de la pneumo-strongylie du mouton.

On doit donc employer le même traitement, en augmentant, bien entendu, le nombre des granules à administrer à la fois, suivant l'âge, la taille, la force du sujet malade.

3° *Bronchite vermineuse du porc.* — Elle est produite par le *strongle paradoxal.* Même traitement que pour la bronchite vermineuse des veaux et des moutons.

Bronchite gourmeuse. — Voir gourmes.

C

CACHEXIE AQUEUSE.

La cachexie aqueuse est une maladie chronique, fréquente chez le mouton, assez rare chez le bœuf.

Elle est caractérisée par l'infiltration du tissu cellulaire sous-cutané, la pâleur des muqueuses, et une faiblesse générale extrême.

Encore appelée *pourriture, hydroémie*, la cachexie aqueuse n'est qu'un état anémique exagéré, ayant amené des modifications profondes dans la composition du sang.

La cachexie aqueuse est symptomatique lorsqu'elle est le symptôme *in extremis* d'une autre affection (pneumo-stongylie, cachexie ictérico-vermineuse). — Voir ces articles.

La cachexie aqueuse essentielle est incurable quand elle est bien accusée.

Il faut agir dès le début : supprimer les pâturages humides, les abreuvoirs d'eaux stagnantes, soit par une émigration bien comprise, soit en donnant, dans des bergeries bien aérées, bien ventilées et bien tenues, une nourriture abondante et tonique.

Prescrire le phosphate de fer, l'arséniate de fer, la quassine, l'acide tannique, le phosphate de chaux, une, deux, trois ou quatre de ces substances à la fois (deux granules cinq à six fois par jour).

Dans le cas d'infiltration séreuse sous-cutanée, d'hydropisie, avoir recours à la scillitine ou à la colchicine (deux à six granules, trois à quatre fois par jour).

Mettre, dans les bergeries, du sel marin à la disposition du troupeau.

Enfin, comme nourriture on peut essayer le pain suivant, préconisé par Delafond :

Farine de blé non blutée	5 kilogr.
Id. d'avoine.	10 —
Id. d'orge.	5 —
Protosulfate de fer pulvérisé. . .	15 grammes.
Bicarbonate de soude	15 —
Sel marin	1 kilogr.

Faire une pâte, laisser apprêter, cuire au four et

donner matin et soir à la dose de 30 *à* 40 *grammes, par mouton.*

CACHEXIE ICTÉRICO-VERMINEUSE.

La cachexie ictérico-vermineuse est une affection chronique, parasitaire, enzootique ou épizootique.

Elle frappe les ruminants et en particulier les moutons, chez lesquels elle revêt un caractère exceptionnel de gravité.

Cette affection est caractérisée par les signes de la cachexie aqueuse essentielle, compliqués par les symptômes d'une maladie chronique du foie, maladie décélée surtout par la teinte ictérique des muqueuses et de la peau.

La cachexie ictérico-vermineuse est due à la présence, dans le foie, d'un ver trématode, appelé *distome hépatique*.

Les œufs des distomes subissent leurs premières métamorphoses dans l'eau des mares. C'est sous forme de chrysalides qu'il sont avalés par les ruminants, pour passer de l'estomac dans les canaux biliaires, où ils prennent leur état parfait ou sexué.

Cette introduction dans l'organisme des ruminants, de la douve ou distome, est la seule et véritable cause de la cachexie ictérico-vermineuse.

Comme pour toutes les maladies parasitaires, la cachexie ictérico-vermineuse est beaucoup plus grave chez les agneaux que chez les moutons adultes.

Il faut, pour prévenir cette affection, éviter les pâturages humides, les lieux trop frais, les sous-sols argileux, parce que, dans ces conditions, les troupeaux rencontrent des flaques d'eau servant de véhicule aux *cescaires* ou *têtards* du distome.

Chaque fois qu'un abreuvoir ou un pâturage sont suspects, on nourrit les animaux dans des étables ou bergeries spacieuses, bien aménagées. Les aliments doivent être de très-bonne qualité et arrosés de sel marin.

L'eau distribuée est filtrée avec adjonction de sel vétérinaire Chanteaud.

L'émigration dans un lieu sec, élevé, est ordonnée toutes les fois qu'elle est possible.

Le traitement thérapeutique consiste dans l'emploi de la santonine, de la kousséine, de l'iodoforme (deux à trois granules pour le mouton, cinq granules pour le bœuf) et du podophyllin (deux à cinq granules matin et soir).

Quand les sujets sont trop affaiblis, on a recours à l'arséniate de fer, à la quassine et même à l'arséniate de strychnine (trois granules trois fois par jour pour le mouton, six granules pour les grands ruminants).

CALCULS.

On donne, en général, le nom de calculs aux concrétions inorganiques qui se forment dans le corps des animaux.

Pourtant on réserve plus particulièrement cette désignation aux concrétions qui se développent dans les conduits, canaux ou réservoirs tapissés par une membrane muqueuse. Les *calculs biliaires* sont très-difficiles à diagnostiquer chez nos animaux domestiques.

Les *calculs intestinaux*, plus communément connus en médecine vétérinaire sous le nom de *bézoards*, peuvent occasionner des coliques plus ou moins graves, des tympanites, des météorisations. On peut assez souvent se rendre compte de leur présence par l'exploration rectale.

Les *calculs urinaires* sont les plus communs et les plus importants de tous. Les substances qui forment généralement leur base, sont l'acide urique, l'oxalate de chaux, des phosphates et de la cystine. Ces calculs sont de grosseur très-variable. Ils sont tantôt sous forme de granulations très-fines, tantôt en masse compacte énorme, ayant un poids pouvant dépasser plusieurs kilogrammes. Pour tous les calculs, en général, la thérapeutique dosimétrique consiste dans l'emploi de l'acide benzoïque, des benzoates, du podophyllin, du sel vétérinaire Chanteaud, les premiers comme dissolvants et les seconds comme purgatifs. On ajoute à ces médicaments l'administration d'un sel de strychnine, uni à l'hyosciamine ou à l'atropine pour détruire les spasmes des sphincters.

Inutile de dire que les opérations chirurgicales

(sondages, extractions par un moyen quelconque, lithothritie, etc.), ne sont pas proscrites par la médecine dosimétrique, quand ces opérations sont reconnues indispensables.

CARDITE.

Voir *Maladies du cœur*.

CATALEPSIE.

La catalepsie est une affection intermittente, et le plus souvent apyrétique ; elle est caractérisée par la perte instantanée du sentiment et de l'entendement par une raideur partielle ou générale du système musculaire et par l'aptitude qu'ont les membres à conserver la position qu'ils avaient au moment de l'attaque ou qu'on parvient à leur donner.

La catalepsie est une affection très-rare chez nos animaux domestiques, on l'a pourtant observée sur les chiens très-nerveux de salons.

Le seul traitement à ordonner dans ce cas, c'est, pendant la période intermittente, le camphre monobromé, quatre à cinq granules par jour, et l'hyosciamine un granule matin et soir.

CATARRHE.

On donne le nom générique de *catarrhe* à toute inflammation aiguë ou chronique d'une membrane muqueuse, provoquant une hypersécrétion mucoso-purulente.

Catarrhe nasal. — Voir *Coryza*.

Catarrhe bronchique. — Voir *Bronchite*.

Catarrhe des cornes. — Assez souvent, chez le bœuf de trait, on constate une inflammation très-douloureuse de la base des cornes, accompagnée de fièvre intense et de la suspension de la rumination.

Tout à fait au début, on fait tomber la fièvre par une saignée légère aidée par l'emploi des défervescents (aconitine, vératrine, digitaline) unis à un sel de strychnine: cinq à six granules administrés suivant l'intensité du mouvement fébrile. Réfrigérants sur la tête — sel vétérinaire Chanteaud dans les boissons — diète blanche. Si le catarrhe persiste, on pratique l'amputation de la corne pour donner écoulement au pus et l'on applique sur la plaie des cataplasmes de farine de lin laudanisés. D'autres fois on a recours à la trépanation à base de la corne et l'on fait des injections à base de sulfate de zinc, d'acide tannique, d'acide phénique ou d'hydrate de chloral.

Quand le catarrhe prend la forme chronique, on administre l'iodoforme et le sulfure de calcium (six granules de chaque, quatre à cinq fois par jour).

Comme la suppuration peut persister et affaiblir considérablement le malade, on donne trois fois par jour, six pilules arséniate de fer et six pilules quassine.

Catarrhe auriculaire du chien. — Le chien est fréquemment atteint par cette affection. L'oreille est gonflée, très-douloureuse à la pression. Sa muqueuse est rouge et laisse échapper un écoulement mucoso-purulent. Cette maladie est très-tenace.

Voici le moyen qui réussit généralement le mieux : nettoyer tous les jours les oreilles avec de l'eau savonneuse tiède, sécher.

Faire trois fois par jour une injection dont la composition suit :

Acide tannique	20	grammes.
Hydrate de chloral.	5	—
Eau.	200	—

Administrer, matin et soir, un ou deux granules de podophyllin, suivant la race, la taille et l'âge de l'animal.

Le pansement fait, on adapte un *béguin* sur les oreilles, pour les relever et permettre l'introduction de l'air.

CÉRÉBRITE.

Voir *Vertige*.

CHALEUR (COUP DE).

Voir *Anhématosie*.

CHARBON.

Les affections charbonneuses sont des maladies *avec altération profonde du sang*; elles sont *virulentes et contagieuses au plus haut degré*.

Le cheval, le bœuf, le mouton, le porc, les volailles peuvent être atteints du charbon.

Le plus souvent enzootiques ou épizootiques, les affections charbonneuses occasionnent les dommages les plus considérables à l'agriculture.

Il y a plusieurs variétés de charbon; mais au fond, ces variétés sont identiques. L'altération du sang et la présence de *bactéridies* sont constantes dans toutes affections charbonneuses.

Les bactéridies sont-elles cause ou effet de la maladie? Espérons que les expériences des Pasteur, Toussaint, Colin, etc., élucideront cette question.

Les principales variétés de charbon sont : 1° la *fièvre charbonneuse foudroyante*; 2° la *fièvre charbonneuse à marche plus lente*; 3° le *charbon symptomatique*.

La *fièvre charbonneuse foudroyante* ou *charbon foudroyant* n'a pas de prodromes, de prodromes apparents tout au moins; elle frappe et tue le sujet.

Les bœufs, les moutons, les plus gras, les mieux nourris, sont souvent frappés épizootiquement par cette terrible affection.

Le vétérinaire arrive presque toujours après la mort. Il ne peut donc recourir qu'aux moyens prophylactiques pour le reste du troupeau : prescrire les règles hygiéniques ordonnées par la loi; faire administrer aux troupeaux menacés le salicylate de soude et de quinine (trois à six granules de chaque quatre à cinq fois par jour) et le sel vétérinaire Chanteaud en dissolution dans les boissons.

La *fièvre charbonneuse à marche plus lente*, donne au praticien le temps d'arriver et même d'agir.

L'absence d'appétit et des coliques légères annoncent l'invasion de la maladie.

Cette première période, qui ne présente aucun symptôme pathognomonique, peut durer plusieurs heures et même une journée. Une épizootie régnante peut seule faire craindre l'apparition de la maladie.

Dans la seconde période, des symptômes très-graves apparaissent : bouche sèche, livide, laissant bien souvent échapper par les commissures des lèvres une bave écumeuse ; pouls petit, vite, irrégulier ; conjonctives rouge-bleuâtres ; battements du cœur tumultueux ; flancs agités ; respiration stertoreuse ; diarrhée violente ; jetage jaunâtre et sanieux par les naseaux.

Il s'agit évidemment de combattre promptement et vigoureusement une affection qui se présente avec des symptômes si nombreux et si alarmants.

Isoler le sujet malade et assainir immédiatement sa place par un blanchissage à la chaux, l'enlèvement de la litière et des aspersions phéniquées ou salicylées.

Placer le charbonneux dans une écurie saine, bien aérée. Administrer, presque coup sur coup (tous les quarts d'heure) un sel de strychnine (sulfate, arséniate, hypophosphite, deux à six granules, suivant l'espèce et la taille) pour prévenir ou combattre la paralysie de la moelle allongée; le salicylate de soude et un sel de quinine, comme antifermentatifs et antiputrides (deux à six granules toutes les demi-heures); le chlorhydrate de morphine et l'hyosciamine contre les douleurs de l'abdomen, et à doses proportionnées à l'intensité des coliques. Contre l'hématurie, si fréquente chez le mouton, la diarrhée et le jetage sanguinolent, on donne de trois à six granules d'ergotine toutes les heures ou toutes les deux heures.

Les volailles peuvent être atteintes par une affection charbonneuse qui détruit très-rapidement toute une basse-cour.

Les volailles frappées présentent les symptômes suivants : plumes hérissées, ailes pendantes, taches ecchymotiques noires sous la peau, crête couleur lie de vin, diarrhée fétide, bec entr'ouvert, abattement profond.

On isole ou on sacrifie les malades. Comme moyen prophylactique on prescrit le sel vétérinaire Chanteaud en dissolution dans les boissons.

Pour les animaux de prix, on prescrit l'administration individuelle du salicylate de quinine (trois à six granules toutes les heures).

Le *charbon symptomatique* se distingue de la *fièvre charbonneuse* proprement dite par la présence, sur le corps, de tumeurs variables en nombre et en volume. Les symptômes généraux sont identiques.

Les tumeurs charbonneuses, variables par leur forme, leur volume, leur aspect, leur position, se développent dans le tissu cellulaire sous-cutané. Elles acquièrent, en quelques heures, un volume parfois considérable.

Chaudes et douloureuses au début, elles deviennent rapidement froides et indolentes. Elles sont toujours crépitantes et font sentir au toucher un petit *frémissement*, constituant leur caractère pathognomonique.

Pour combattre cette affection il faut, s'il y a menace d'épizootie, faire exécuter, d'une façon très-rigoureuse, les prescriptions hygiéniques, et employer, comme prophylactiques, les salicylates ou l'acide thymique.

Si le charbon est déclaré, on nettoie le tube digestif par le sel vétérinaire Chanteaud, et on administre un sel de strychnine et un sel de quinine (deux à six granules de chaque toutes les heures ou toutes les demi-heures, suivant la violence du cas et jusqu'à ce que réaction s'ensuive.

On donne, en outre, les arséniates ou les salicylates de soude et de fer pour reconstituer le sang (trois à six granules toutes les heures).

La digitaline, trois à six granules toutes les deux heures, peut être prescrite comme sédatif du cœur.

Inutile de dire que pendant la convalescence il faut nourrir très-substantiellement, ne fournir que des aliments de digestion facile et ordonner l'arséniate de fer et la quassine (deux à six granules de chaque, un quart d'heure avant chaque repas).

On cautérise profondément les tumeurs charbonneuses et on les recouvre d'onguents et de baumes vésicants. Des injections phéniquées ou salicylées sont faites dans les fistules produites par la cautérisation.

CHOLÉRA DES VOLAILLES.

Le choléra des volailles est l'affection la plus meurtrière de celles qui atteignent nos animaux de basse-cour.

Elle frappe les poules, dindes, faisans, pintades, canards, oies, pigeons, lapins.

Cette affection est contagieuse et virulente au plus haut degré. Elle est caractérisée par de la stupéfaction, la coloration brune de la crête et des muqueuses apparentes, une diarrhée fétide abondante.

Sa marche est très-rapide.

Il faut dès qu'un poulailler est atteint séparer les bêtes saines des volailles malades. Enfouir profondément les animaux morts et non consommés.

Le traitement prophylactique et même curatif qui a donné les meilleurs résultats à M. A. Landrin, consiste dans l'emploi d'une infusion ou d'une décoction de *geranium Robertianum*, dans laquelle on a fait dissoudre de l'acide phénique ou de l'acide salicylique.

Il a pu voir, sous l'influence de ce traitement, la diarrhée commençante cesser, la gaité revenir, la nonchalance disparaître.

« Au bout de peu de temps, dit cet auteur (1), les animaux courent, cherchent à picorer ; la crête reprend sa fermeté et sa couleur normale ; l'œil est éveillé, vif ; la poule et le coq se font entendre ; ils commencent à caqueter ou à chanter ; ils cherchent leurs aliments en grattant le sol avec ardeur. En un mot, il y a rétablissement complet de la santé ou son maintien chez ceux qui ont résisté aux premières atteintes de la maladie. »

Chez les animaux de prix on fait l'administration particulière d'un salicylate (de préférence le salicylate de quinine, deux à quatre granules toutes les heures.)

On a enfin recommandé de donner, aux animaux non encore atteints, des plantes vertes et surtout du marc de raisin, lorsque l'époque de l'année le permet.

CHORÉE.

La chorée, encore appelée *danse de St-Guy*, est une maladie qui consiste dans des mouvements continuels, irréguliers et involontaires, d'un certain nombre des organes mus par le système locomoteur volontaire.

(1) Manuel de thérapeutique dosimétrique vétérinaire (1re partie).

Cette affection est très-fréquente chez les chiens épuisés par la maladie du jeune âge.

Autrefois on se contentait de prescrire les bains froids et les antispasmodiques; cette médication ne donnait généralement aucun résultat. Aujourd'hui, grâce à la médecine dosimétrique, on guérit la plupart des chiens choréiques par suite de la maladie du jeune âge.

Les jeunes chiens atteints de chorée sont affaiblis, épuisés : on leur donne une nourriture très-alibile : lait, viande, jus de viande, et on prescrit, trois fois par jour, la quassine, l'arséniate de fer et même un sel de strychnine ou la brucine, deux à trois granules trois fois par jour.

Contre le symptôme *chorée*, on donne le camphre mono-bromé, le phosphore ou le valérianate de zinc (deux granules toutes les deux ou trois heures, six à huit fois par jour), suivant l'intensité des mouvements choréïques. L'hyosciamine a également réussi, quatre à cinq granules par jour. Il est rare que cette maladie résiste à cette médication lorsque celle-ci est bien conduite.

On observe assez souvent et probablement à la suite d'émotions vives, de la *chorée aiguë* chez le cheval. Les mouvements continuels irréguliers et involontaires frappent une ou plusieurs régions. Cette affection disparaît rapidement sous l'influence de l'hydrate de chloral et du camphre mono-bromé, donnés par petites doses (hydrate de chloral

4 grammes, camphre mono-bromé cinq granules, eau 50 grammes) tous les quarts d'heure, toutes les demi-heures ou toutes les heures, suivant l'intensité des symptômes.

CLAVELÉE.

La clavelée est la petite vérole des moutons.

C'est une fièvre éruptive, virulente et éminemment contagieuse, caractérisée par une éruption de pustules, *semblables d'aspect* à celles du cowpox et de la variole de l'homme.

La clavelée revêt le plus souvent la forme enzootique ou épizootique.

On donne le nom de *claveau* au liquide virulent des pustules; c'est avec le claveau qu'on pratique la *clavélisation* ou inoculation prophylactique.

La clavelée est régulière ou irrégulière; discrète ou confluente. La clavelée régulière et discrète est généralement bénigne. La clavelée irrégulière et confluente est souvent mortelle. La clavelée régulière a cinq périodes : 1° période *d'incubation;* 2° période *d'invasion;* 3° période *d'éruption;* 4° période de *sécrétion;* 5° période de *dessication* ou de *desquamation*.

De plus, cette affection n'atteint pas tout le troupeau à la fois; il y a généralement trois périodes d'attaque, appelées *bouffées* ou *lunées*, ayant ensemble une durée d'environ trois ou quatre mois.

Ces périodes d'attaque (bouffées ou lunées) font ressortir l'avantage immense de la *clavélisation*.

En effet, cette inoculation prophylactique pratiquée sur *tout* le troupeau, au début de la maladie, diminue l'intensité du mal et surtout la durée de l'épizootie.

La clavelée irrégulière et confluente est toujours très-grave et souvent mortelle. Dans ce cas, comme dans toutes les fièvres éruptives, c'est la fièvre qui tue, car l'intensité de celle-ci est quelquefois si considérable qu'elle fait périr les animaux avant que l'éruption ait pu se produire.

Dans la clavelée confluente, les pustules arrivent rarement à la période de sécrétion et des complications (*plaies gangréneuses*, *ulcères*, *ophthalmies purulentes*, *arthrites suppuratives*, *etc.*) viennent, bien souvent, aggraver la maladie d'une façon déplorable.

Dès qu'on constate l'apparition de la clavelée on doit faire une déclaration à la mairie, isoler le troupeau, et suivre, d'une façon absolue, les lois de police sanitaire.

Il faut, en outre, placer les moutons dans une bergerie à température douce et uniforme. Leur donner, en abondance, des aliments de facile digestion, éviter les refroidissements par les courants d'air ou la pluie, et ne jamais conduire au pâturage pendant que les rayons solaires sont trop ardents. Donner, en dissolution dans les boissons, du sel vétérinaire Chanteaud et mêler du sel marin aux aliments.

Tel est le seul traitement de la clavelée discrète et régulière.

Mais, dès qu'il y a menace de clavelée irrégulière et confluente et que la fièvre apparait, il faut combattre celle-ci très-vigoureusement, car l'expérience a démontré que, sans fièvre, la clavelée, au lieu d'être confluente et irrégulière, devient régulière et discrète. Il faut donc administrer coup sur coup, la digitaline, la vératrine, l'aconitine (une, deux ou trois de ces substances à la fois, par deux ou quatre granules, tous les quarts d'heure, toutes les demi-heures ou toutes les heures, suivant la gravité du mouvement fébrile).

En cas d'intermittence, on a recours à l'emploi des sels de quinine (arséniate, sulfate, hydro-ferro-cyanate ou salicylate).

Quand on a besoin de relever les forces vitales, on administre les sels de strychnine (de préférence l'arséniate), deux à trois granules, quatre à cinq fois par jour.

Pendant la dernière période de la maladie, la quassine et l'arséniate de fer, en excitant l'appétit et en reconstituant le sang, donnent d'excellents résultats.

S'il y a diarrhée persistante, on donne l'acide tannique ou l'ergotine (deux granules quatre à cinq fois par jour.

Les plaies ulcéreuses sont lotionnées avec une solution d'hydrate de chloral boraté, d'acide salicylique ou d'acide phénique.

COLIQUES.

D'après l'étymologie, ce nom signifie : *Maladie de l'intestin côlon*. Cependant on désigne sous cette dénomination, non-seulement les douleurs qui ont leur siége dans le côlon, mais même celles qui ont pour origine une affection de tous les autres viscères de l'abdomen.

La colique est donc un symptôme d'un certain nombre de maladies, symptôme caractérisé par la tendance qu'ont les animaux à trépigner, se rouler, frapper des pieds, etc.

Le traitement des coliques diffère suivant la cause qui les provoque.

Voir *Congestion intestinale*, *Indigestion*, *Entérite*, *Hernie*, *Météorisme*, *Néphrite*, *Cystite*, *etc*.

CONGESTION.

On appelle congestion tout afflux ou accumulation du sang, dans les vaisseaux d'un organe d'ailleurs sain, soit par suite de l'exagération de la force impulsive du centre circulatoire, soit par suite de la paralysie des nerfs vaso-moteurs des vaisseaux de l'organe, amenant la stagnation et par conséquent l'accumulation du sang dans cet organe.

CONGESTION INTESTINALE.

La congestion intestinale, qui frappe tous nos animaux domestiques et plus particulièrement le cheval, reconnaît pour cause l'accumulation du sang dans l'appareil digestif.

Elle est caractérisée par des coliques très-violentes.

L'animal n'a pas un moment de repos; il se couche et se relève sans cesse, se roule sur le dos; il se laisse tomber sur le sol comme une masse sans avoir conscience du danger de la chute. Le pouls fort, et dur, accuse 60 à 70 pulsations par minute (chez le cheval que nous avons pris pour type), les muqueuses sont violemment injectées; il y a trismus et le regard exprime la souffrance, l'anxiété.

Cette maladie a des périodes très-rapides. C'est l'affaire de quelques heures; aussi faut-il y porter remède le plus rapidement possible.

Chez le cheval, une saignée de 6, 8, 10 ou 12 kilogrammes, suivant la race, la taille, la force et l'âge du sujet; un bouchonnement vigoureux sur tout le corps; l'application sous le ventre de frictions révulsives à l'essence de térébenthine, d'un sinapisme commencent le traitement.

Mais cette médication est généralement insuffisante; il faut calmer les douleurs intestinales le plus vivement possible, car on doit redouter que les mouvements violents sur le dos, les chutes brusques auxquels l'animal se livre, déterminent soit une déchirure, soit un volvulus. On administre donc, coup sur coup, tous les quarts d'heure ou toutes les dix minutes, cinq granules sulfate de strychnine pour combattre la paralysie des nerfs vaso-moteurs; cinq granules chlorhydrate de morphine contre la douleur; cinq granules atropine ou hyosciamine contre le spasme). Dans cette affection, les animaux refusant généralement les médicaments présentés dans la main, on place les granules soit dans un peu de mie de pain, qu'on porte dans l'arrière-bouche à l'aide d'un jonc très-flexible, soit sur une spatule en bois humectée par un peu de miel (on sèche la spatule chargée de granules sur la base de la langue).

Si les coliques (ce qui est rare) persistent malgré l'emploi de ce traitement, on donne d'un seul coup, douze à quinze granules de chlorhydrate de morphine et d'hyosciamine dans une solution composée de : hydrate de chloral 25 à 50 grammes suivant la taille de l'animal; eau 250 grammes.

Règle générale, sous l'influence de ce traitement, qu'on peut répéter deux fois environ, à une heure d'intervalle, l'animal titube, s'assoupit, se couche sur la litière et s'endort pour se réveiller sans coliques.

Tant que l'animal cherche à se coucher, il doit être promené *au pas* et tenu en main; des lavements à l'eau de graine de lin ou à l'eau de savon sont administrés tous les quarts d'heure.

Deux ou trois heures après la disparition des coliques, on présente à l'animal un barbotage, tenant en dissolution 30 grammes de sel vétérinaire Chanteaud. On accorde au malade deux jours de repos pendant lesquels on le promène et on le soumet à une demi-diète blanche. Le sel vétérinaire est continué pendant quelques jours, en dissolution dans les boissons.

CONGESTION PULMONAIRE.

Voir *Pneumonie*.

CONGESTION DE LA MOELLE.

Voir *Paraplégie*.

CONGESTION CÉRÉBRALE.

Voir *Vertige*.

CONJONCTIVITE.

Inflammation de la conjonctive, membrane muqueuse qui tapisse la face antérieure de l'œil et la face interne des paupières.

La conjonctivite peut être essentielle ou symptomatique.

L'essentielle n'exige que des soins externes par l'application de collyres appropriés.

La symptomatique, symptôme d'une maladie interne, est liée à celle-ci. Son traitement dépend, donc, de l'affection qui l'occasionne. (Voir ces affections.)

CONVULSIONS.

On donne le nom de convulsion à une contraction involontaire et instantanée des muscles, assez énergique pour pouvoir produire un mouvement irrégulier du tronc et des membres.

La convulsion *tonique* est caractérisée par la permanence de la contraction musculaire.

La convulsion *clonique* se distingue par des mouvements alternatifs de contraction et de relâchement des muscles.

CONVULSIONS DES JEUNES CHIENS.

Assez souvent les jeunes chiens, surtout ceux à tempérament nerveux et élevés dans les appartements, présentent des convulsions qui effraient le propriétaire de l'animal au point de lui faire croire à la rage.

Dans cette affection, l'animal paraît *affolé*, les yeux pirouettent dans leurs orbites, une mousse écumeuse sort par les commissures des lèvres, presque constamment agitées.

Le malade pousse des aboiements plaintifs. Il court droit devant lui sans tenir compte de l'obstacle, grimpe contre les murs, se jette par les fenêtres.

Il y a là nécessairement un désordre grave dans les fonctions de l'innervation.

L'hydrate de chloral et le camphre mono-bromé, administrés par petites doses, d'autant plus rapprochées que la crise est plus aiguë, sont rapidement maîtres de cette affection si effrayante *a priori*.

Parfois, les convulsions des jeunes chiens ont un caractère intermittent et moins aigu; dans ces cas, elles reconnaissent généralement pour cause des vers intestinaux. (Voir *Maladies vermineuses de l'intestin.*)

CORYZA.

Le mot *coryza* sert à désigner l'inflammation de la membrane muqueuse des fosses nasales. On l'a encore appelé *rhinite*.

Chez le cheval, le coryza aigu se caractérise par un état général de malaise, des éternuments ou ébrouements; un écoulement abondant a lieu par les deux narines, quelquefois par une seule; ce jetage, d'abord limpide, ne tarde à devenir blanc, muco-purulent.

Le coryza est aigu ou chronique; il est essentiel ou symptomatique.

Le coryza aigu essentiel est précédé par un mouvement pyrétique, qu'il faut combattre par les défervescents (aconitine, vératrine, digitaline), cinq granules toutes les demi-heures ou toutes les heures.

Quand la maladie suit son cours, il suffit généralement, pour la guérir, de bons soins hygiéniques. Écurie sans courant d'air, couverture, aliments de digestion facile. Sulfate de magnésie ou sel vétérinaire Chanteaud en dissolution dans les barbotages.

Le coryza symptomatique aigu est lié à d'autres affections qui dominent le traitement. (Voir *Gourme*, *Herpès phlycténoïde*.)

Le coryza chronique est très-tenace ; l'écoulement, le plus souvent par un seul naseau, est, dans la plupart des cas, entretenu par une collection purulente des sinus.

On fait des frictions mercurielles sur les sus-naseaux, le frontal et le maxillaire supérieur, et on administre l'iodoforme, le sulfure de calcium et un iodure (d'arsenic de soufre ou de mercure) cinq granules de chaque, quatre à cinq fois par jour.

On excite l'appétit par la quassine (cinq granules avant chaque repas) matin et soir, on donne le sel vétérinaire Chanteaud dans l'eau des boissons.

Bonne nourriture — travail léger — écurie saine.

Dans certains cas, on est obligé de pratiquer la trépanation.

Le coryza du bœuf, surtout celui de travail, est plus grave que le coryza du cheval, parce qu'il se complique très-souvent du catarrhe des cornes. (Voir, *Catarrhe*.)

Parfois aussi le coryza du bœuf se termine par la gangrène. Il faut alors avoir recours aux injections phéniquées, salicylées ou à base d'hydrate de chloral, et prescrire l'arséniate de strychnine et le salicylate de quinine, six granules de chaque toutes les heures.

Le *coryza essentiel du mouton* n'est généralement pas grave et n'exige que des soins hygiéniques; il n'en est pas de même de celui qui reconnaît pour cause la présence de larves d'œstres dans les cavités nasales. (Voir *Maladies vermineuses.*)

Le coryza des porcs ou ronflement, est une maladie pernicieuse qui produit souvent le marasme et pendant laquelle le nez et le groin se déforment.

Cette maladie du porc est très-grave, à cause de sa tendance rapide à la gangrène; il faut faire des frictions excitantes sur le groin et administrer un sel de strychnine et un sel de quinine : deux ou quatre granules de chaque, toutes les deux heures.

Rafraîchir l'intestin par une cuillerée, matin et soir, de sel vétérinaire Chanteaud, donné en dissolution dans les boissons.

Le coryza essentiel du chien doit être traité tout à fait au début par l'émétine ou la vératrine, deux granules tous les quarts d'heure ou toutes les dix minutes, jusqu'à vomissement.

On prescrit, ensuite, le nettoyage fréquent des ailes du nez; la codéine et la cicutine, deux granules toutes les deux heures; boissons tièdes, lait.

COW-POX.

On appelle *cow-pox*, *vaccine*, *picote-variole*, une maladie contagieuse par virus fixe et qui attaque la femelle de l'espèce bovine.

Épizootique et parfois enzootique, cette maladie est caractérisée par une éruption pustuleuse dont le siége principal est aux mamelles.

Cette affection est transmissible de la vache à la vache, à l'homme et au cheval.

Le virus de la pustule du cow-pox possède la propriété antivariolique; son inoculation préserve l'homme de la petite vérole. Aussi entretient-on cette affection sur des génisses pour avoir constamment du vaccin frais et de première qualité.

Le cow-pox est peu grave; il ne compromet jamais l'existence du malade; pourtant, dans certains cas, il y a perte d'appétit et un léger mouvement fébrile, qui modifient la production du lait.

Le traitement de cette maladie consiste en soins de propreté et en onctions de glycérine sur les pustules. On traye, les dernières, les vaches atteintes, pour empêcher la contamination.

CRAPAUD.

Le crapaud étant une maladie locale, externe et essentiellement parasitaire, nous n'avons pas à nous en occuper ici. Néanmoins, comme par sa longue durée il peut amener l'affaiblissement et même le marasme de l'animal, nous croyons devoir recommander l'emploi des arséniates (de fer, de soude, d'antimoine), cinq granules trois ou quatre fois par jour, quand on craint l'affaiblissement du sujet.

CROUP.

Voir *Diphthérite.*

CYSTITE.

La cystite est l'inflammation de la vessie. Elle est caractérisée par des coliques sourdes, des piétinements sur place, des envies fréquentes d'uriner, de la strangurie. La fièvre est toujours intense, la soif très-vive.

Des stries sanguines et quelquefois du pus sont mêlés aux urines.

Charges émollientes sur les reins.

Faire tomber la fièvre par les défervescents : aconitine, vératrine, digitaline (un à cinq granules, suivant l'espèce et la taille), toutes les demi-heures ou toutes les heures. Prescrire contre la strangurie le sulfate de strychnine uni à l'hyosciamine (un à cinq granules de chaque), par doses proportionnées à la violence du symptôme. Combattre l'élément douleur par l'emploi du chlorhydrate de morphine et de la cicutine, un à cinq granules toutes les demi-heures ou toutes les heures.

Diète. Mettre à la disposition du malade de la tisane de graine de lin, tenant en dissolution du sel vétérinaire Chanteaud. Paille et barbotages pour les grands animaux, lait pour les petits.

D

DANSE DE SAINT-GUY.

Voir *Chorée*.

DIABÈTE.

Maladie peu connue chez nos animaux domestiques. — Voir *Polyurie*.

DIARRHÉE.

La diarrhée, qui est caractérisée par la fréquence et la liquidité des matières alvines, n'est, le plus souvent, que le symptôme d'une autre affection.

Presque toutes les maladies adynamiques et infectieuses s'accompagnent de flux intestinal.

Elle peut pourtant être simple ou être compliquée d'une entérite.

Simple, elle est toujours bénigne et caractérisée par une expulsion d'excréments, fréquente mais non douloureuse.

On n'a à lui opposer que des soins hygiéniques bien compris.

Lorsqu'elle est compliquée d'entérite, les symptômes sont plus graves. On constate : de la dyspepsie, de l'accélération dans les mouvements circulatoires et respiratoires. La bouche est chaude et sèche, la langue recouverte d'un enduit fuligineux : il y a quelques symptômes de coliques et émission fréquente d'excréments, qui salissent la queue et le jarret.

La diarrhée est plus grave chez les jeunes animaux que chez les adultes. Les symptômes généraux sont plus alarmants, la fièvre est intense; les matières fécales, d'abord inodores, ne tardent pas à répandre une odeur acide, infecte. Les malades maigrissent très-rapidement.

Chez les adultes, atteints d'entérite diarrhéique, on combat le mouvement fébrile par l'emploi des défervescents : aconitine, vératrine, digitaline (cinq granules à doses proportionnées à la pyrexie); des granules d'hyosciamine et d'atropine sont donnés contre les coliques. Quand on veut arrêter le flux, on a recours aux granules d'ergotine ou d'acide tannique (cinq granules toutes les heures ou toutes les demi-heures). Les révulsifs peuvent aussi être appliqués. Des lavements amidonnés et laudanisés peuvent être d'un utile secours.

Chez les jeunes animaux, il faut commencer par supprimer la cause. Cette cause tient le plus souvent au lait de la mère, qui est ou trop échauffé ou trop substantiel; il faut en diminuer la ration et ne jamais faire têter quand la mère revient du travail.

Le traitement dosimétrique de l'affection est le même que celui des adultes, bien entendu, à doses proportionnées à la taille et à l'intensité de la maladie.

Comme chez les jeunes animaux la convalescence est longue, on administre, à la fin du traitement, la brucine, la quassine et l'arséniate de fer, trois fois par jour, un ou deux granules de chaque à la fois.

DIASTASHÉMIE.

Voir *Anasarque*.

DIPHTHÉRITE.

Les diphthérites sont des affections infectieuses, ayant pour caractère la tendance à la formation de fausses membranes sur les muqueuses, les plaies et même la peau.

Plus spécialement désignées, en médecine vétérinaire, sous les noms d'*angine croupale, couenneuse*, etc., les diphthérites frappent assez rarement nos animaux domestiques. Elles atteignent plus fréquemment nos poulaillers.

Le symptôme pathognomonique de la diphthérite est la fausse membrane, qui, paraît-il, doit sa propriété contagieuse à la présence d'un champignon, le *diplosporium fuscum*.

Il y a dans cette affection la plus grande importance à détruire rapidement les fausses membranes.

On doit donner la préférence au jus de citron. Cette substance est d'un usage facile ; elle exerce sur la muqueuse une simple substitution irritative, et, grâce à sa propriété antiseptique, elle arrête la décomposition des fausses membranes et, par conséquent, la résorption putride qui en est la conséquence.

L'acide phénique, le permanganate de potasse et l'acide salicylique sont employés avec avantage dans les cas de gangrène.

On ne pratique la trachéotomie que lorsqu'il y a danger imminent d'asphyxie.

Le sulfure de calcium (cinq à six granules chez les grands animaux, un granule chez les petits et les volailles) est donné toutes les heures, pour détruire le champignon. Contre les spasmes on donne l'hyosciamine ou l'atropine (un à cinq granules toutes les heures ou toutes les deux heures).

Trois fois par jour on fait dissoudre du sel vétérinaire Chanteaud dans l'eau des boissons.

Enfin, pour relever promptement les forces du malade, on a recours, à la fin de la maladie, à l'arséniate de strychnine, comme incitant vital ; à la quassine, pour exciter les fonctions digestives ; à l'arséniate de fer, pour reconstituer le sang (un à cinq granules de chaque, trois fois par jour).

DUODÉNITE.

Inflammation du duodénum. — Voir *Entérite*.

DYSSENTERIE.

La dyssenterie est une phlegmasie intestinale dont les symptômes principaux sont : douleurs abdominales plus ou moins intenses, épreintes, ténesme, efforts expulsifs répétés ; fréquentes évacuations de matières muqueuses ou puriformes, mêlées de stries sanguines.

La dyssenterie est sporadique ou épizootique.

La dyssenterie sporadique est le plus souvent une entérite diarrhéïque très-grave. On lui oppose le traitement de la diarrhée grave (voir *Diarrhée*); parfois elle est un symptôme d'une maladie générale (typhus, affections charbonneuses, fièvre putride, clavelie), sa thérapeutique est sous la dépendance de cette maladie.

La dyssenterie épizootique diffère de la sporadique par le grand nombre de sujets qu'elle atteint à la fois, dans une même localité ou région, et par l'intensité et l'activité des symptômes qui l'accompagnent.

Fièvre intense, bouche chaude et sèche ; langue recouverte d'un enduit fuligineux, anorexie complète ; facies abattu ; prostration vitale absolue ;

marche titubante ; variations brusques de la température animale.

La dyssenterie épizootique est une affection spéciale, infectieuse.

La plupart des auteurs admettent l'infection par le flux dyssentérique, les matières fécales, les exhalations pulmonaire et cutanée.

La dyssenterie épizootique étant une maladie d'encombrement, de marches forcées et de privations, il faut, avant tout, faire disparaître ou diminuer, autant que possible, les causes de la maladie.

Administrer le sel vétérinaire Chanteaud en dissoolution dans les boissons.

Faire tomber le pouls et la chaleur morbide par les défervescents : aconitine, vératrine, digitaline (cinq granules toutes les demi-heures ou toutes les heures, jusqu'à effet).

L'arséniate de strychnine (cinq granules toutes les demi-heures) est donné contre la prostation vitale et la stupeur.

Le chlorhydrate de morphine, l'atropine et l'hyosciamine sont prescrits contre les coliques et les spasmes.

Les sels de quinine, les salicylates luttent contre l'élément infectieux (cinq à six granules toutes les heures).

Enfin, quand cela est nécessaire, le flux dyssentérique disparaît sous l'influence de l'acide tannique ou de l'ergotine (cinq granules, cinq à six fois par jour).

Pendant la convalescence, on met à la disposition des malades une nourriture alibile, de facile digestion ; et on administre trois fois par jour la quassine et l'arséniate de fer (cinq granules de chaque).

E

EAUX-AUX-JAMBES.

Maladie locale et parasitaire de même nature que le crapaud, par conséquent mêmes indications.

ÉCHAUBOULURE.

L'échauboulure est une congestion de la peau fréquente chez le cheval et le bœuf, pendant les grandes chaleurs.

Elle est caractérisée par l'éruption de petites tumeurs disséminées, généralement un peu aplaties et du volume d'une noix ou d'une noisette.

L'échauboulure est précédée par un mouvement fébrile léger. On saigne et on administre les défervescents : aconitine, vératrine, digitaline, cinq granules toutes les heures ou toutes les deux heures.

S'il y a prurit, on peut donner la cicutine, cinq granules sept à huit fois par jour.

Sel vétérinaire Chanteaud et azotate de potasse en dissolution dans les boissons. Diète blanche.

Lotions d'eau vinaigrée ou légèrement acidulée sur les tumeurs.

ÉCLAMPSIE DES CHIENNES NOURRICES.

M. Landrin a donné le nom d'*éclampsie des chiennes nourrices*, à une affection qu'on observe chez les chiennes, vers la fin de la lactation et même peu de temps après qu'elles ont cessé de nourrir leurs petits.

Les symptômes de cette affection sont les suivants. Au début, tristesse, vomissements, ou, tout au moins, nausées répétées; yeux hagards; conjonctive injectée; les muscles sont agités. Une bave mousseuse se forme sous l'influence des mouvements convulsifs des lèvres.

La respiration ne tarde pas à devenir haletante; les yeux sont fixes ou pirouettent dans leur orbite; convulsions musculaires violentes.

On traite cette affection en donnant tous les quarts d'heure un granule camphre mono-bromé dans une cuillerée à café d'une solution d'hydrate de chloral (hydrate de chloral 5 grammes, eau 100 grammes).

Il est rare que l'éclampsie résiste longtemps à cette médication.

EMPHYSÈME PULMONAIRE.

Voir *Pousse*.

ENCÉPHALITE.

Voir *Vertige*.

ENDOCARDITE.

Voir *Maladies du cœur*.

ENTÉRITE.

L'entérite est l'inflammation de la muqueuse de l'intestin. C'est une affection assez commune chez nos animaux domestiques. Elle peut être plus ou moins violente et présenter des caractères d'une nature différente, d'où : *l'entérite aiguë simple; l'entérite sur-aiguë; l'entérite chronique; l'entérite gangréneuse; l'entérite couenneuse; l'entérite diarrhéïque; l'entérite dyssentérique; l'entérite adynamique ou typhoïde.*

Entérite aiguë. — 1° *Chez le cheval.* — Ces symptômes sont : tristesse; anorexie; soif vive; mouvement fébrile marqué; pouls tantôt fort et dur, tantôt mou et large; coliques légères; reins inflexibles; bouche chaude; langue sèche, chargée, sédimenteuse sur sa face supérieure, rouge sur les bords et à la pointe; oreilles alternativement chaudes et froides; ventre resserré, douloureux à la pression; flanc cordé; mouvements respiratoires souvent normaux, quelquefois cependant fortement accélérés; constipation opiniâtre parfois suivie de diarrhée; le plus souvent crottins secs ou coiffés par une pellicule muqueuse.

Si le mouvement fébrile est très-prononcé et franc on peut faire une saignée, qu'on renouvelle au besoin, et on administre l'aconitine, la vératrine, la digitaline, une, deux ou trois de ces substances unies à un sel de strychnine.

L'administration de ces alcaloïdes, qui se fait par cinq ou six granules à la fois, doit être réglée par l'intensité de la fièvre (toutes les demi-heures, toutes les heures ou toutes les deux heures).

Les douleurs abdominales sont combattues par les sels de morphine, l'hyosciamine, l'atropine, la daturine, la cicutine, cinq granules toutes les demi-heures ou toutes les heures.

Des boissons froides à l'eau de graine de lin, tenant en dissolution du sel vétérinaire Chanteaud ou du sulfate de magnésie, sont présentées souvent au malade, par petites quantités. Un sinapisme est appliqué sous le ventre et sur les reins; on le fixe le lendemain, si c'est nécessaire, par une friction vésicante.

Des lavements à l'eau de graine de lin, tenant en dissolution du sel vétérinaire Chanteaud, sont administrés trois ou quatre fois par jour.

Lorsque les douleurs abdominales persistent, on ajoute au traitement sus-indiqué l'administration de l'hydrate de chloral, par petites doses souvent répétées (5 grammes d'hydrate de chloral dans environ 80 grammes d'eau), toutes les heures ou toutes les deux heures.

Quand la constipation est opiniâtre et résiste aux laxatifs, on donne cinq granules de podophyllin, trois fois par jour.

2° *Entérite aiguë du bœuf.* — Elle est caractérisée par la suspension de la rumination et de la lactation chez la vache, des coliques, de la constipation et de la fièvre. Même traitement que pour l'entérite aiguë du cheval.

3° *Entérite aiguë du chien.* — Anorexie, mouvement fébrile intense, décubitus prolongé au frais, plaintes fréquentes, ventre douloureux, colonne vertébrale voussée en contre-haut, démarche insolite, souvent vomissements. Tout à fait au début, souvent constipation opiniâtre; plus tard, diarrhée fétide.

Chez le chien, le traitement est le même que chez les grands animaux, avec la différence des doses. Cataplasmes de farine de lin sous le ventre. Boissons froides à l'eau de graine de lin, tisane d'orge perlé édulcorée par un jaune d'œuf et un peu de miel; trois ou quatre fois par jour, brucine, hyosciamine et chlorhydrate de morphine, un granule de chaque. Un granule d'aconitine toutes les demi-heures ou toutes les heures, suivant l'intensité de la fièvre. Huile de ricin ou podophyllin, trois ou quatre administrations par jour contre la constipation opiniâtre; lavements laxatifs ou purgatifs. Contre la diarrhée, sous-nitrate de bismuth, acide tannique ou ergotine.

Entérite suraiguë. — L'entérite suraiguë, encore appelée ***tranchées rouges, entérorrhagie, coliques sanguines, apoplexie intestinale***, est assez fréquente chez le cheval. Elle est d'une gravité excessive.

Ces symptômes sont caractéristiques : coliques d'une violence extrême, douleurs continues; facies grippé, exprimant la plus grande anxiété; yeux fortement ouverts, saillants, presque ardents; pouls fort, grand et plein, donnant 65 à 70 pulsations par minute; artère tendue et dure; système artériel et veineux sous-cutané gorgé de sang; veines apparentes dessinées en relief sous la peau; sueurs abondantes.

Pris à cette période de la maladie, qui n'est encore que de la congestion intestinale poussée à son degré ultime, l'animal peut encore guérir (voir pour le traitement *Congestion intestinale*). Plus tard, lorsqu'il y a entérorrhagie, tous les soins sont inutiles, le malade est fatalement voué à la mort.

Entérite chronique. — L'entérite chronique est assez rare chez nos animaux domestiques. Plus fréquente chez le bœuf que chez le cheval, elle est presque exceptionnelle chez nos carnivores.

Dans l'entérite chronique, l'appétit est capricieux,

souvent presque nul ; il y a diminution de la vigueur ; l'animal sue facilement, s'essouffle vite ; les poils sont ternes, piqués, la peau se crasse. Il y a des troubles fréquents de la digestion ; coliques légères, météorisations fréquentes ; souvent constipation suivie de diarrhée. Le pouls est petit, faible, avec exacerbations vespérales (fièvre hectique) ; les conjonctives ont une teinte gris plombé. Le malade languit, maigrit, et finit par tomber dans le marasme.

Dans cette affection, les bons soins hygiéniques sont de première nécessité. Écurie saine, sans courants d'air, litière abondante, pansages soignés, travail léger, nourriture substantielle et de digestion facile.

Insister sur l'administration journalière du sel vétérinaire Chanteaud (50 grammes par jour, en trois fois, dans les barbotages).

Prescrire contre l'affaiblissement l'arséniate de strychnine (cinq granules trois fois par jour), et contre la paresse, l'atonie de l'intestin, l'élatérine, la jalapine ou la colocynthine (cinq granules trois ou quatre fois par jour).

Lorsque les coliques apparaissent, les soigner comme s'il s'agissait d'une entérite aiguë (voir cette dernière).

Pour prévenir la fièvre hectique, donner tous les soirs cinq granules aconitine et cinq granules digitaline.

Entérite gangréneuse. — C'est une affection que

l'on observe sur les chevaux et les mulets, dans les régions méridionales de la France. Elle est surtout fréquente pendant les saisons chaudes et humides.

L'entérite gangréneuse présente des symptômes tout particuliers.

Dans la plupart des cas, le propriétaire, en faisant appeler le vétérinaire, ne croit pas à la gravité de la maladie. Il ne consulte le praticien que parce que l'animal a sué au travail plus que de coutume et qu'il a boudé sur son fourrage à la rentrée à l'écurie. On constate des coliques légères, de l'intermittence dans le pouls qui est petit et faible ; les muqueuses ont une teinte grisâtre. Il existe presque toujours une diarrhée répandant une odeur *sui generis* de gangrène. Il n'y a, pour ainsi dire, rien de changé dans les habitudes extérieures de l'animal ; le mulet, surtout, couche les oreilles, se défend, rue même à l'examen du pouls et de l'état des reins ; aussi le propriétaire est généralement très-étonné lorsqu'on lui annonce que le cas est désespéré.

Cette maladie reconnait surtout pour cause le mode d'alimentation de la région sud-est de la France, où l'on nourrit presqu'exclusivement avec de la luzerne très-échauffante.

Il faudrait donc modifier le régime : donner une nourriture plus variée ; faire barboter les animaux au moins une fois par jour et leur donner du sel vétérinaire Chanteaud, en dissolution dans les boissons.

Tout à fait au début de l'affection, on pourrait peut-être arrêter le mal, en administrant coup sur coup, toutes les dix minutes ou tous les quarts d'heure, cinq granules arséniate de strychnine et cinq granules arséniate ou salicylate de quinine.

Entérite couenneuse. — L'entérite couenneuse est assez commune chez nos grands animaux domestiques. C'est une affection spéciale reconnaissant pour cause la production de fausses membranes sur la muqueuse de l'intestin.

Dans ce cas, il faut donc, au traitement propre à l'entérite simple, ajouter celui de la diphthérite, c'est-à-dire administrer le sulfure de calcium, toutes les heures ou toutes les deux heures. — Voir *Diphthérite.*

Entérite diarrhéïque. — Voir *Diarrhée.*

Entérite dyssentérique. — Voyez *Dyssenterie.*

Entérite adynamique ou typhoïde. — C'est une affection générale dont l'entérite n'est que la localisation.

Le symptôme entérite est combattu par les moyens sus-indiqués.

Contre l'élément causal ou typhoïde, on emploie le traitement de la fièvre typhoïde. — Voir ce mot.

ÉPILEPSIE.

L'épilepsie (*haut mal, mal caduc*) est une affection cérébrale qui se manifeste par accès.

Pendant les accès, qui peuvent être plus ou moins

rapprochés, il y a mouvements convulsifs et abolition complète des fonctions des sens et de l'entendement.

Tous nos animaux domestiques sont atteints par l'épilepsie ; mais c'est le chien qui en est le plus souvent frappé.

Chez cet animal, cette terrible affection a généralement pour cause l'affaiblissement de l'organisme produit par la maladie du jeune âge.

On combat cet état de faiblesse par les toniques, une nourriture très-alibile, la quassine et l'arséniate de fer (un ou deux granules de chaque avant les repas).

Contre l'épilepsie proprement dite, on donne le phosphure ou le valérianate de zinc, le camphre mono-bromé, l'hyosciamine (un granule de chaque quatre à cinq fois par jour).

Ce traitement, à doses plus fortes bien entendu, convient aussi aux grands animaux épileptiques.

Assez souvent on observe, surtout chez le chien, des accès épileptiformes dus à la présence de vers dans l'intestin.

Dans ce cas on administre la santonine ou la kousséine (deux granules toutes les heures) et le podophyllin (un ou deux granules, matin et soir). Les vers expulsés, les accès disparaissent.

ÉRÉTHISME SEXUEL.

Voir *Nymphomanie*.

ÉRYSIPÈLE GANGRÉNEUX.

L'érysipèle est rare chez les solipèdes; il est plus fréquent chez le porc et le mouton, et se termine par la gangrène de la peau.

Ces symptômes sont : teinte rouge, ensuite violacée, de la peau; ampoules remplies d'un fluide séreux; fièvre intense. Pendant cette période, il faut avoir recours aux défervescents (aconitine, vératrine, digitaline), un ou deux granules toutes les demi-heures ou toutes les heures, suivant l'intensité du mouvement fébrile, et appliquer sur les parties malades un glycérolé phéniqué, salicylé ou à base d'hydrate de chloral.

Lorsque la gangrène survient, on s'adresse aux sels de strychnine et aux sels de quinine (un ou deux granules toutes les demi-heures ou toutes les heures) et on continue les applications de glycérolés.

ESQUINANCIE.

Voir *Pharyngite.*

F

FARCIN.

Voir *Morve, affections facino-morveuses.*

FIÈVRE CHARBONNEUSE.

Voir *Charbon*.

FIÈVRE INTERMITTENTE.

La fièvre intermittente, c'est-à-dire la fièvre dont les stades sont entrecoupés par des périodes d'apyrexie, existe chez nos animaux domestiques.

Elle est à type *quotidien* lorsque les accès arrivent tous les jours aux mêmes heures. Elle est à type *tierce* lorsque deux accès sont séparés par un jour d'apyrexie; elle prend le type *quarte* lorsque entre deux accès il y a une période d'apyrexie de deux jours.

On a prétendu que des aliments rouillés, vasés, peu alibiles, des habitations basses, humides, mal aérées, pouvaient occasionner la fièvre intermittente. Ces causes ne sont que prédisposantes, il faut pour qu'il y ait intermittence dans la fièvre, empoisonnement par les miasmes ou effluves paludéens.

Le traitement prophylactique de la fièvre intermittente consiste donc dans l'émigration; des soins hygiéniques intelligents; l'assainissement de la région par des rotations de culture bien comprises, le drainage, le colmatage, etc.

Comme traitement curatif, on emploie les sels de quinine, les salicylates, unis à un sel de strychnine et administrés à doses d'autant plus rapprochées que l'accès est plus violent.

La fièvre intermittente peut revêtir chez nos animaux la forme pernicieuse.

Dans ces cas on administre coup sur coup, et sans tenir compte des accès, l'arséniate de strychnine et un sel de quinine ou un salicylate.

Si la température morbide augmente pendant l'accès, on donne les défervescents (aconitine, vératrine, digitaline), tous les quarts d'heures ou toutes les demi-heures.

Enfin on a signalé chez nos animaux domestiques des cas de fièvre intermittente larvée. On doit les combattre par les sels de quinine.

FIÈVRE TYPHOIDE.

La fièvre typhoïde du cheval est une affection *par altération du sang, infectieuse, adynamique et ataxique*.

Le plus souvent *épizootique,* la fièvre typhoïde ou *pétéchiale,* est caractérisée par la prostration vitale, la stupeur, la photophobie, la teinte brun acajou des muqueuses, assez souvent recouvertes de taches pétéchiales; par un pouls petit, vite, irrégulier, des battements du cœur tumultueux, l'irrégularité des mouvements du flanc, la marche titubante du malade, les variations brusques et excessives de la température animale.

Il y a tantôt constipation opiniâtre, tantôt diarrhée fétide.

La saignée et les sétons doivent être formellement proscrits.

On applique un sinapisme sur la partie ou près de la partie où l'affection paraît s'être localisée et on entretient la liberté du ventre par l'emploi du sulfate de magnésie ou du sel vétérinaire Chanteaud, en dissolution dans les barbotages.

Comme dans cette affection la chaleur morbide peut s'élever au point de devenir incompatible avec la vie, on a recours aux alcaloïdes anti-thermiques (aconitine, vératrine, digitaline), cinq granules tous les quarts d'heure ou toutes les demi-heures jusqu'à ce que le thermomètre soit descendu à la température normale ou presque normale.

En même temps, pour réveiller l'organisme stupéfié, on administre l'arséniate de strychnine (cinq granules toutes les heures jusqu'à cessation du symptôme).

Enfin on combat l'élément infectieux par un sel de quinine ou un salicylate (cinq granules toutes les heures.)

On fait distribuer aux malades des aliments de digestion facile (lait, farine d'orge, bouillons).

Pendant la convalescence et pour activer le retour à la santé, on donne cinq granules quassine et cinq granules arséniate de fer, avant chaque repas.

La localisation de la fièvre typhoïde est traitée d'après les symptômes, et les médicaments qu'on lui oppose constituent la *variante* du traitement.

FIÈVRE VITULAIRE PARALYTIQUE.

La fièvre vitulaire est une affection presque toujours épizootique, qu'on observe chez les vaches après le part.

Elle est caractérisée par un affaiblissement excessif, pouvant amener la paralysie. On l'a comparée à la fièvre puerpérale de la femme.

L'invasion de la maladie est annoncée par un affaiblissement rapide des forces et le froid glacial de la surface cutanée. De nouveaux symptômes ne tardent pas à paraître : état comateux très-prononcé, paraplégie, pouls petit, vite, irrégulier, battements du cœur tumultueux et irréguliers.

Bien des opinions ont été émises sur la nature de cette maladie. Avec Rainard, nous admettons que dans la fièvre vitulaire il y a empoisonnement rapide par un principe particulier.

Avec cet auteur, nous croyons que cette affection peut être comparée à la fièvre puerpérale de la femme, et que comme chez celle-ci il y a absorption d'*ichor*.

La fièvre vitulaire étant considérée comme une infection, il faut donc s'abstenir de la saignée, même chez les femelles pléthoriques.

On doit, au contraire, administrer un sel de strychnine et un sel de quinine (cinq granules de chaque tous les quarts d'heure ou toutes les demi-heures, suivant la gravité du cas). Le sel de strychnine est donné contre la paralysie ; le sel de quinine contre l'élément infectieux.

On fait disparaître les spasmes par l'administration de l'hyosciamine ou de l'atropine (cinq granules toutes les heures).

Le sulfate de magnésie ou le sel vétérinaire Chanteaud sont donnés trois fois par jour, en dissolution dans les boissons.

Pendant la convalescence la quassine et l'arséniate de fer (cinq granules de chaque avant les repas) rendent promptement la santé.

Les malades sont placées dans des étables spacieuses, à température modérée ; on leur fournit une litière sèche et abondante.

Toutes les fois qu'on craint l'apparition d'une épizootie de fièvre vitulaire, il faut prescrire des injections vaginales à l'hydrate de chloral boraté, immédiatement après le part, et l'administration de l'arséniate de strychnine et du salicylate de quinine (cinq granules de chaque trois fois par jour).

FLUXION PÉRIODIQUE DES YEUX.

On appelle *fluxion périodique des yeux, ophthalmie intermittente, remittente,* une inflammation du globe oculaire se manifestant par accès et provoquant dans l'œil des lésions profondes, qui finissent par entraîner la perte de la vue. Nous pensons que la seule et vraie cause de la fluxion périodique des yeux est l'empoisonnement par les effluves paludéens.

Son traitement est donc tout tracé. Il est prophylactique ou curatif.

Le traitement prophylactique consiste dans l'émigration des poulains dans un pays élevé et sec ; dans l'assainissement des contrées basses et marécageuses; dans des écuries saines, bien exposées et bien tenues.

Comme traitement curatif, il y a plusieurs indications à remplir. Pendant l'accès, on combat le mouvement fébrile par les défervescents (aconitine, vératrine, digitaline), cinq granules toutes les heures ou toutes les deux heures.

Pour diminuer ou faire disparaître l'hypéresthésie du nerf optique et de son épanouissement, on emploie l'hyosciamine, l'atropine, la cicutine ou la daturine (cinq granules toutes les heures).

On lotionne les yeux avec des collyres astringents à base d'atropine et d'hyosciamine.

Dans l'intervalle des accès, on donne un sel de quinine uni à un sel de strychnine (cinq granules de chaque, quatre à cinq fois par jour).

Lorsqu'il y a commencement de cataracte, on tente l'administration du phosphure de zinc et de l'acide arsénieux (cinq à six granules quatre fois par jour), et on fait tous les jours une instillation d'huile phosphorée sur l'œil malade.

Dans le cas d'amaurose, on prescrit l'hypophosphite de strychnine (cinq granules quatre fois par jour).

FLUXION DE POITRINE.

Voir *Pneumonie*, *Pleurésie*, *Péri-pneumonie*.

FOURBURE.

On donne le nom de *fourbure aiguë* à l'inflammation générale du tissu réticulaire du pied.

Cette inflammation amène la déformation du sabot, par suite des modifications de la fonction kératogène ; c'est la fourbure chronique.

La fourbure aiguë est fréquente chez les chevaux soumis aux allures rapides, fortement nourris et surtout pendant les chaleurs.

Elle se manifeste par une chaleur considérable du pied et par une douleur intense qui force les animaux à ne pas s'appuyer sur les membres malades. Pendant la marche les sabots décrivent un mouvement de bateau, qui fait que le talon arrive le premier à l'appui.

Lorsque ce sont les membres antérieurs qui sont frappés par l'inflammation, l'animal les porte fortement en avant et engage l'arrière-main sous le corps. Si la fourbure atteint les membres postérieurs, le malade place sous lui les membres antérieurs.

Dans cette affection la fièvre est toujours intense ;

l'artère est pleine et dure, le pouls donne 60 pulsations par minute; les muqueuses apparentes sont injectées; le facies exprime la souffrance.

Quand la fourbure est très-violente, les mouvements respiratoires s'accélèrent et les flancs battent parfois d'une façon si tumultueuse qu'on peut, au premier examen, croire soit à un coup de chaleur, soit à l'apparition d'une maladie de poitrine.

Tout à fait au début de la fourbure, on fait une large saignée; on prescrit des bains ou des douches froides sur les membres et des frictions dérivatives.

Le malade est tenu à une diète sévère et on administre le nitrate de potasse à haute dose (60 à 80 grammes par jour) en dissolution dans les barbotages, deux ou trois par jour.

Ce traitement classique ne donne pas toujours des résultats heureux, surtout dans les cas graves. On obtient des guérisons bien plus nombreuses en ajoutant à ce traitement l'administration des granules défervescents : aconitine, vératrine, digitaline (cinq granules de une, deux ou trois de ces substances, toutes les demi-heures ou toutes les heures); sous l'influence de cette médication, on peut guérir les fourbures les plus graves, même sans saigner.

La fourbure aiguë peut être le symptôme ou la complication d'une autre maladie (gourme, pneumonie, entérite, fièvre typhoïde). Dans ce cas, son traitement dépend de l'affection dominante.

La fourbure chronique appartient au domaine de la chirurgie.

G

GALE.

La gale est une maladie de la peau qui attaque tous nos animaux domestiques.

Elle est due à des animalcules microscopiques appartenant à la classe des arachnides et connus sous le nom d'*acares*. Pour guérir la gale, il faut tuer le parasite. Son traitement proprement dit est donc tout externe et nous n'avons pas à nous en occuper ici. Mais lorsque la gale est ancienne, invétérée, elle affaiblit les animaux qui peuvent finir par tomber dans le marasme.

Dans ce cas, il faut donner une bonne nourriture et prescrire le régime salin. On doit, de plus, administrer trois fois par jour l'arséniate de fer et la quassine, qu'on remplace par un sel de strychnine lorsqu'il faut relever davantage la vitalité et les forces digestives.

GANGRÈNE.

La gangrène est l'extinction de toute action organique dans une partie molle quelconque, avec réaction de la puissance vitale dans les parties contiguës; en un mot c'est une mort locale.

Elle est dite *humide*, quand la partie gangrénée est gorgée de liquides.

Elle est *sèche* lorsque la partie dont la mortification s'empare se dessèche.

La gangrène extérieure est facile à diagnostiquer, particulièrement à son odeur *sui generis*.

Il n'est pas toujours aussi facile de distinguer la gangrène intérieure.

Il faut nettoyer et déterger les plaies gangréneuses, les panser avec des glycérolés phéniqués ou salicylés, la poudre de quinquina, etc.

La gangrène étendue, entraînant la prostration des forces, l'irrégularité des fonctions, l'affaisement du pouls, on donne les sels de strychnine (arséniate, sulfate, hypo-phosphite) à doses répétées, suivant l'intensité des symptômes.

Contre l'élément gangréneux, on administre un sel de quinine, de préférence le salicylate.

GASTRITE.

La gastrite est l'inflammation de la muqueuse de l'estomac.

Elle est *aiguë* ou *chronique*.

Gastrite aiguë : 1° Chez le cheval. Dès le début, tristesse profonde, anorexie complète, soif vive. Les animaux préfèrent les boissons froides. L'estomac ne peut rien supporter. Après toute ingestion, l'animal est plus agité, plus inquiet, il présente même des symptômes de coliques; il est très-sensible au froid, d'où des tremblements musculaires et des frissons. Le pouls est accéléré, petit et mou ; la conjonctive est rouge avec légère teinte ictérique et un peu d'infiltration. Les reins sont inflexibles à la pression. La bouche est chaude, pâteuse, souvent enduite de mucus épais et collant. La langue est chargée, fendillée par un amas de pellicules épithéliales blanchâtres, grisâtres et quelquefois noirâtres ; sa pointe et ses bords sont d'un rouge vif.

Quand la maladie s'aggrave, les symptômes généraux s'accentuent : il y a grincements de dents, météorisation, coliques plus fréquentes et parfois complication de vertige.

Comme traitement on prescrit une diète sévère ; des breuvages froids présentés souvent et peu à la fois. Ces breuvages à l'eau de graine de lin, à la tisane d'orge, tiennent en dissolution du sel vétérinaire Chanteaud. Sinapisme sous le ventre. Pour faire tomber la fièvre on administre un ou deux défervescents (aconitine, vératrine, digitaline), unis à un sel de strychnine (cinq granules toutes les demi-heures ou toutes les heures).

Contre la douleur et les spasmes, chlorhydrate de morphine, hyosciamine ou atropine, cinq granules toutes les heures ou toutes les deux heures. Lavements à l'eau de graine de lin. Placer les malades dans des écuries chaudes; les munir de bonnes couvertures.

2° Chez le bœuf. Mufle sec, cornes humides à leur base, oreilles froides, langue chargée, suspension de la rumination, coliques légères intermittentes; fièvre. Même traitement que pour le cheval.

3° Chez le chien. Mêmes symptômes que chez le cheval, avec vomissements fréquents. Tenir chaudement. Boissons à la graine de lin ou à la tisane d'orge perlé édulcorée par un jaune d'œuf. Brucine, aconitine, chlorhydrate de morphine et hyosciamine, un granule de chaque cinq à six fois par jour.

Gastrite chronique. — Appétit capricieux souvent dépravé; pouls petit; muqueuses pâles, grises; coliques intermittentes; fièvre hectique; amaigrissement rapide; poils ternes, piqués; peau crasseuse, dure, adhérente.

Bons soins hygiéniques; travail léger, pansages soignés; nourriture alibile; aliments de digestion facile. Insister sur l'usage journalier du sel vétérinaire Chanteaud en dissolution dans les barbotages, 50 à 60 grammes par jour.

Activer les fonctions de l'estomac par la quassine, cinq granules trois fois par jour; reconstituer le malade par l'arséniate de fer. S'il est nécessaire de relever la vitalité, avoir recours à l'arséniate de strychnine, cinq granules trois fois par jour.

Prévenir la fièvre hectique en donnant tous les soirs : cinq granules aconitine et cinq granules digitaline, dont, au besoin, on renouvelle la dose à une heure d'intervalle.

Pour les petits animaux, même traitement à doses proportionnées à la taille.

GASTRO-ENTÉRITE.

Voir *Entérite*.

GLOSSANTHRAX.

Charbon de la langue. — Voir *Charbon*.

GOITRE.

Le goitre est un accroissement anormal, une hypertrophie de la glande thyroïde. Il est assez fréquent chez le chien. On l'observe aussi quelquefois chez le cheval.

Pour le combattre on donne l'iodure d'arsenic, le proto-iodure ou le biiodure de mercure (quatre à six administrations par jour).

Sur la tumeur, badigeonnages à la teinture d'iode; frictions de pommades ou de glycérolés à base d'iodure de potassium, d'iodure de plomb, de deuto-iodure de mercure.

GOURME.

La gourme du cheval est une maladie du jeune âge. C'est une affection générale, infectieuse, toujours de même nature, mais à formes variables.

Son mode d'expression le plus ordinaire est l'inflammation des voies respiratoires, avec formation d'abcès dans les poches gutturales, le tissu cellulaire sous-glossien et les lymphatiques environnants.

La gourme étant une affection spéciale et contagieuse, son traitement ne doit pas être exclusivement celui ou ceux de l'angine, bronchite, pneumonie, etc., qui constituent le ou un des symptômes de l'affection gourmeuse.

On a divisé la gourme en bénigne, maligne; sthénique et asthénique.

Il y a, dans tous les cas de gourme, une première indication à remplir : isoler le malade.

Dans la gourme bénigne, on constate peu ou point de fièvre; la maladie est caractérisée par une tendance plus ou moins rapide à la suppuration qu'il ne faut ni entraver ni provoquer.

On donne des substances qui ont le double avantage de soutenir l'organisme et de désinfecter l'économie : un sel de strychnine uni à un sel de quinine, cinq granules de chaque quatre à cinq fois par jour.

Cinq granules de quassine administrés avant chaque repas, en excitant ou en entretenant l'appétit, réduisent la durée de la convalescence.

Les exutoires, les saignées, les sétons doivent être proscrits d'une façon absolue.

Lorsque la diathèse gourmeuse s'accompagne de fièvre, il faut s'adresser aux alcaloïdes défervescents (aconitine, vératrine, digitaline), cinq granules de une, deux ou trois de ces substances, suivant le cas, et à doses d'autant plus rapprochées que le mouvement fébrile est plus intense. Ces défervescents sont employés en même temps que les alcaloïdes prescrits plus haut.

Dans la gourme *asthénique*, il faut insister sur l'emploi des strychnés, ces incitants vitaux par excellence. On leur unit les sels de fer et les arséniates.

Dès que la fièvre est tombée et que la maladie suit normalement son cours, il faut nourrir copieusement. On donne des aliments de digestion facile (carottes, farineux, paille hâchée, luzerne verte, avoine concassée, tourteaux, galettes, etc.).

Litière sèche et abondante; promenade par le beau temps. On administre la quassine et l'arséniate de fer, cinq granules avant chaque repas, et le sel vétérinaire Chanteaud, en dissolution dans les barbotages.

Le traitement que nous venons d'indiquer en constitue la *dominante*.

La *variante* du traitement, qui s'adresse aux symptômes, varie suivant la forme de la maladie. (Voir *Abcès*, *Laryngite*, *Pharyngite*, *Bronchite*, *Pneumonie*, *Pleurésie*, *Entérite*, etc.)

Il existe pourtant une variété spéciale de gourme, qu'il est utile de signaler.

Assez souvent, cette affection se complique d'une éruption aphtheuse, phlycténoïde ou vésiculeuse, atteignant les muqueuses nasale et buccale et la peau des lèvres.

Il faut lotionner les parties malades avec une solution d'acide phénique ou d'hydrate de chloral boraté et prescrire : iodure d'arsenic ou iodure de soufre et cicutine, cinq granules trois ou quatre fois par jour, sans préjudice, bien entendu, des médicaments constituant la *dominante* du traitement.

GOUTTE.

La goutte est une diathèse caractérisée le plus généralement par des inflammations articulaires successives, amenant par la suite des dépôts de concrétions calcaires autour des articulations malades.

On a signalé son existence chez le bœuf.

Traitement : solution de sel marin, 100 grammes par jour, en aspersion sur les fourrages.

Administrer quatre à cinq fois par jour : cinq granules salicylate de soude ou cinq granules arséniate d'antimoine, cinq granules colchicine, cinq granules hyosciamine.

GOUTTE SEREINE.

Voir *Amaurose*.

GRAVELLE.

Voir *Calculs*.

H

HAUT MAL.

Voir *Épilepsie*.

HELMINTHES.

Voir *Maladies vermineuses de l'intestin*.

HÉMATURIE.

L'hématurie ou sortie par le canal de l'urèthre d'une certaine quantité de sang pur ou mêlé avec de l'urine, est symptomatique ou essentielle.

La symptomatique peut accompagner la fièvre charbonneuse (sang de rate du mouton), la pléthore, l'anémie, les affections des reins ou de la vessie. (Voir *Charbon*, *Pléthore*, *Anémie*, *Calculs urinaires*, *Cystite*, *Néphrite*.)

L'essentielle doit être combattue : 1° par les breuvages émollients à la graine de lin, additionnés de sel vétérinaire Chanteaud; 2° par l'administration du sulfate de strychnine et de l'hyosciamine, toutes les heures ou toutes les deux heures, et de l'ergotine, sept à huit fois par jour.

HÉMIPLÉGIE.

Paralysie qui affecte toute une moitié du corps.— Voir *Paralysie*.

HÉPATITE.

L'hépatite est l'inflammation du foie; c'est une maladie rare et peu connue chez nos animaux domestiques. Elle peut être sporadique ou épizootique, simple ou grave.

Les symptômes de l'hépatite simple et sporadique sont : tristesse, inappétence, soif vive, mouvement fébrile, pouls quelquefois grand et fort, le plus souvent mou et accéléré, donnant chez le cheval 60 pulsations par minute; conjonctive rouge-safranée; coliques légères, constipation; excréments jaunes et secs; gonflement et douleur de l'hypocondre droit, inflexibilité des reins. Parfois toux sèche et quinteuse. Chez les chiens vomissements bilieux.

Combattre la fièvre par les défervescents (aconitine, vératrine, digitaline), un à cinq granules d'une, deux ou trois de ces substances, suivant le cas, toutes les demi-heures ou toutes les heures, jusqu'à effet. Administrer concurremment et avec mêmes doses, le sulfate, l'arséniate ou l'hypophosphite de strychnine (un à cinq granules) comme incitant vital.

Contre le spasme et la douleur, donner hyosciamine ou atropine et chlorhydrate de morphine (un à cinq granules, toutes les deux heures).

Contre l'élément morbide hépatique, prescrire le calomel (un à cinq granules quatre fois par jour).

Frictions de pommades mercurielles sur l'hypocondre droit. Tisanes froides de graine de lin, de carottes, tenant en dissolution du sulfate de magnésie ou du sel vétérinaire Chanteaud, présentées souvent et peu à la fois.

Lavements aloétiques. S'il y a constipation opiniâtre (un à cinq granules de podophyllin, deux ou trois fois par jour).

Dès que la fièvre est tombée mettre à la disposition du malade des aliments de facile digestion, et donner quassine et arséniate de fer (un à cinq granules, trois fois par jour, pour éviter la convalescence).

L'hépatite peut se compliquer de vertige. (Voir *Vertige abdominal.*)

Elle peut être épizootique et reconnaître pour cause l'empoisonnement paludéen. Dans ce cas, au traitement prescrit ci-dessus, il faut ajouter l'administration d'un sel de quinine (toutes les heures).

HERNIE.

Le traitement des hernies appartient plus particulièrement à la chirurgie. Mais dans les hernies étranglées, occasionnant des coliques très-violentes rapidement mortelles, on peut faciliter le taxis et éviter parfois une opération toujours très-grave, par l'emploi simultané du sulfate de strychnine et de l'hyosciamine (un à cinq granules de chaque tous les quarts d'heure ou toutes les dix minutes).

HERPÈS.

Les herpès ou éruptions vésiculeuses caractérisées par de légères élevures transparentes, rassemblées en groupes sur une base enflammée, de manière à présenter une ou plusieurs surfaces plus ou moins larges mais bien circonscrites, peuvent reconnaître pour cause un parasite ou une autre affection générale.

L'herpès parasitaire doit être soigné par des substances antiparasitaires.

Contre l'autre variété on fera bien de prescrire l'arséniate de soude ou un iodure (arsenic, mercure), un à cinq granules, quatre à cinq fois par jour.

HYDROÉMIE.

Voir *Anémie.*

HYDROPÉRICARDE.

Voir *Maladies du cœur.*

HYDROPISIE.

Épanchement de sérosité dans une cavité du corps ou dans le tissu cellulaire.

Hydropisie abdominale. — Voir *Ascite.*

Hydropisie du péricarde. — Voir *Maladies du cœur.*

Hydropisie du tissu cellulaire. — Voir *Anasarque* et *Œdème.*

HYDROTHORAX.

Voir *Pleurésie*.

I

ICTÈRE.

L'*ictère* ou *jaunisse* est une maladie caractérisée par la coloration jaune des muqueuses et de la peau dans les parties fines et dépourvues de poils, la teinte jaune grisâtre des excréments.

L'ictère est causé par tout obstacle qui empêche l'excrétion de la bile ou son libre écoulement dans le duodénum.

Chez le cheval, il est généralement peu grave. Des soins hygiéniques, une nourriture de digestion facile, des carottes, du sel vétérinaire Chanteaud, en dissolution dans les boissons, suffisent presque toujours pour faire disparaître l'affection. Mais l'administration journalière de la quassine, cinq granules trois fois par jour, active le retour à la santé.

Il existe chez le chien une variété d'ictère, qui est très-grave et très-fréquente.

Cet ictère reconnait surtout pour causes une grande frayeur ou une grande colère.

Les symptômes sont : teinte jaune plus ou moins foncée des muqueuses et de la peau ; tristesse, prostration. Anorexie complète, pouls accéléré, urines fortement colorées en jaune, à réaction acide; dans la plupart des cas, constipation; parfois cependant, diarrhée noire, sanguinolente. Pas de douleur à l'hypocondre droit.

On administre arséniate de strychnine et hyosciamine (un granule de chaque toutes les demi-heures); calomel (un granule quatre fois par jour).

Lorsqu'il y a constipation, un granule podophyllin (deux ou trois fois par jour).

Dès que l'animal paraît hors de danger, le nourrir et prescrire trois granules de quassine par jour, un avant chaque repas.

INDIGESTION.

On donne le nom d'*indigestion* à tout trouble subit, rapide et passager des fonctions digestives.

L'indigestion est fréquente chez nos grands animaux domestiques de travail; elle est au contraire rare chez nos petits carnassiers, qui, du reste, vomissent facilement.

Cette affection est plus rare, mais plus grave chez le cheval que chez le bœuf.

Indigestion chez le cheval. — L'indigestion du cheval peut être plus ou moins grave. C'est quelquefois un simple embarras gastrique, caractérisé par un peu de dégoût, moins d'aptitude au travail et des sueurs plus faciles. L'embarras gastrique guérit généralement sans soins. Un barbotage laxatif, un lavement, le font ordinairement disparaître.

Mais l'indigestion peut être plus grave : l'animal est triste, abattu, éloigné de la mangeoire ; il refuse tout aliment et toute boisson ; le pouls n'est pas sensiblement modifié ; les muqueuses ont presque leur teinte naturelle ; les reins sont inflexibles ; le malade frappe le sol avec les pieds antérieurs, agite la queue, se couche et se relève à chaque instant ; il se campe inutilement pour uriner, ou vousse ses reins, sans résultat, pour expulser des matières fécales.

Dans ce cas, il faut bouchonner vigoureusement ; faire même une friction d'essence de térébenthine sous le ventre ; promener l'animal tenu en main et lui administrer tous les quarts d'heure cinq granules sulfate de strychnine et cinq granules atropine ou hyosciamine.

Lavements à l'eau de savon noir, tous les quarts d'heure.

Cette indigestion peut s'aggraver. La fièvre s'allume ; le cheval fait des efforts de vomissement, annonçant la déchirure de l'estomac ou du diaphragme. Il n'y a plus rien à tenter.

Ou bien l'indigestion s'est compliquée d'une congestion (voir *Congestion intestinale*) pouvant aller jusqu'à l'entérorrhagie (voir *Entérite suraiguë*). Parfois enfin les coliques violentes ont occasionné un volvulus, une invagination ou une déchirure : dans ce cas le pronostic est toujours fatal.

Pendant l'indigestion on peut observer de la tympanite, qui peut être effet ou cause. Chez le cheval c'est le cœcum qui se remplit de gaz et fait hernie dans le flanc droit. On a alors recours à la ponction de ce viscère à l'aide d'un trocart fin.

Quand l'indigestion a disparu sous l'influence d'une vidange intestinale abondante, on présente au malade un barbotage clair, tenant en dissolution du sel vétérinaire Chanteaud, et on le place sur une bonne litière sèche, à l'abri des courants d'air.

Indigestion chez le bœuf. — Il y a chez le bœuf plusieurs variétés d'indigestion : 1° l'indigestion gazeuse simple ou météorisation; 2° l'indigestion avec surcharge alimentaire; 3° l'engouement du feuillet; 4° l'indigestion laiteuse qui frappe les jeunes veaux à la mamelle.

1° L'*indigestion gazeuse* ou *météorisme*, *météorisation*, *tympanite*, n'est pas techniquement une indigestion, puisqu'il ne peut y avoir indigestion là où il n'y a pas digestion. Elle est due à une accumulation excessive de gaz dans le rumen.

Le rumen n'est qu'un simple réservoir ; lorsque des aliments très-fermentescibles y séjournent trop longtemps, ils se décomposent, fermentent et dégagent des gaz ; d'où la tympanite.

Au début, l'animal ne sent pas qu'il est attaqué ; le flanc gauche se soulève sans que le sujet cesse de manger ; mais le flanc droit se gonfle à son tour, alors l'inappétence, la tristesse et même l'anxiété apparaissent. La maladie marche très-vite, le pouls s'accélère, les muqueuses prennent rapidement une teinte rouge-violacée, les naseaux se convulsent; l'animal trépigne, il y a bientôt menace imminente d'asphyxie.

Il faut agir promptement et vigoureusement : ponctionner le rumen dans le flanc gauche soit à l'aide d'un trocart, soit à l'aide d'un couteau pointu; s'abstenir de breuvages à l'éther sulfurique qui imprègnent toute la viande et la rendent inutilisable si l'animal vient à mourir, et administrer une potion qu'on peut renouveler, contenant : azotate de potasse, 20 grammes; sel vétérinaire Chanteaud, 50 grammes; sulfate de strychnine, 15 granules; hyosciamine, 15 granules.

2° *Indigestion par surcharge alimentaire.* — Cette indigestion a le même siége que la précédente. Elle en diffère parce que le rumen, au lieu d'être distendu par des gaz, l'est par une trop grande quantité d'aliments.

Cette affection est plus lente dans sa marche que la précédente mais elle est plus grave, parce qu'il est plus facile d'évacuer des gaz que des matières alimentaires. Le symptôme pathognomonique de cette variété d'indigestion est la résistance pâteuse que le flanc gauche gonflé offre à la pression.

On administre des breuvages laxatifs au sulfate de magnésie ou au sel vétérinaire Chanteaud et des granules de sulfate de strychnine et d'hyosciamine (six granules de chaque tous les quarts d'heures).

Il est parfois nécessaire de pratiquer la *gastrotomie;*

3° *Engouement du feuillet.* — Le feuillet ou troisième estomac des ruminants peut s'engouer; dans ce cas les aliments se durcissent dans cette poche, la digestion se suspend et la caillette ne peut plus communiquer avec les diverticulums précédents; cette indigestion peut durer douze ou quinze jours; elle s'accompagne d'un mouvement fébrile.

Contre la fièvre, on donne les défervescents (aconitine, vératrine, digitaline, six granules toutes les heures).

Contre l'engouement, on administre un sel de strychnine uni à un antispasmodique (hyosciamine, atropine, daturine, six granules de chaque toutes les deux heures).

Trois fois par jour sulfate de magnésie ou sel vétérinaire Chanteaud dans l'eau des boissons. Lavements;

4° *Indigestion laiteuse.* — Elle est assez fréquente chez les agneaux et les veaux; c'est une véritable indigestion.

Le petit animal est triste, inquiet, s'éloigne de sa mère, refuse de têter; il trépigne, se couche se relève. Il y a bientôt tympanite, puis nausées. Au début constipation, puis diarrhée séreuse.

On donne une solution d'hydrate de chloral par petites quantités souvent répétées (une cuillerée à bouche toutes les heures d'une solution contenant hydrate de chloral 10 grammes, eau 125 grammes) et l'hyosciamine ou l'atropine, deux granules toutes les deux heures.

Boissons laxatives.

Si la diarrhée persiste, un ou deux granules d'acide tannique ou d'ergotine, sont administrés, trois ou quatre fois par jour.

Inutile de dire que dans toutes ces indigestions, les soins hygiéniques ne doivent jamais être négligés et qu'il faut toujours rechercher la cause de l'affection pour la supprimer.

INVAGINATION.

L'invagination intestinale est impossible à diagnostiquer chez nos grands animaux domestiques; on lui oppose le traitement des coliques graves. (Voir *Congestion intestinale et entérite suraiguë*).

K

KÉRATITE.

La kératite ou inflammation de la cornée peut être simple et n'exige que des soins locaux ; mais elle est quelquefois ulcéreuse et dans ce cas, outre le topique local, il est prudent d'administrer un iodure (d'arsenic ou de mercure trois ou quatre fois par jour).

L

LADRERIE.

La ladrerie du porc est une maladie chronique, caractérisée par la présence de cysticerques (***cysticercus cellulosæ***) dans le tissu cellulaire, le foie, le cœur, la rate et même l'œil.

Ce cysticerque est la larve du ***tænia solium*** de l'homme.

On doit toujours défendre l'usage de la viande provenant d'un porc atteint de ladrerie, à moins qu'une cuisson parfaite ait détruit le cysticerque. Cette viande, d'ailleurs, est de qualité inférieure et fade.

Pour arrêter le développement de cette affection, il faut empêcher les porcs d'avaler des œufs du ***tænia solium*** de l'homme, répandus dans les fumiers où sont déposés des excréments humains.

On ne peut guère compter sur le traitement curatif de cette affection ; on peut pourtant essayer l'emploi des arséniates, de la santonine ou de la kousséine, un ou deux granules toutes les heures. Les sels de strychnine et l'arséniate de fer sont donnés contre la cachexie commençante (un ou deux granules de chacune de ces substances quatre à cinq fois par jour).

La ladrerie du bœuf est occasionnée par le cysticerque du *tænia mediocanellata*. Mêmes indications que pour la ladrerie du porc. (Voir le *Manuel vétérinaire*.)

LARYNGITE.

La *laryngite* ou inflammation de la muqueuse du larynx est fréquente chez nos animaux domestiques. Elle est aiguë ou chronique.

La laryngite aiguë débute par un peu de fièvre, de la rougeur des muqueuses apparentes, des frissons et de la constipation.

Prise à cette période, la laryngite peut être jugulée par l'emploi des défervescents, unis à un sel de strychnine. On administre : aconitine, vératrine, digitaline (une, deux ou les trois substances à la fois) et sulfate de strychnine (un à cinq granules de chaque suivant l'espèce) toutes les demi-heures, toutes les heures, jusqu'à cessation de la fièvre. Si le mouvement fébrile disparaît avant la localisation, tout rentre immédiatement dans l'ordre ; dans le cas contraire, la laryngite est toujours très-bénigne et parcourt rapidement ses périodes.

Si la jugulation n'a pas été tentée, on observe bientôt des symptômes caractéristiques. Toux d'abord sèche, rauque, gutturale ; jetage limpide, puis muqueux ; sensibilité exagérée du larynx.

Dans cette période de la maladie, on donne les défervescents s'il y a fièvre ; contre la localisation on prescrit la codéine, la narcéine, l'atropine, l'hyosciamine, le chlorhydrate de morphine (une, deux ou trois de ces substances à la fois), toutes les heures ou toutes les deux heures, de un à cinq granules.

On applique un emplâtre vésicant autour de la gorge, donner la préférence aux vésicatoires liquides (baume caustique de Gombault).

Le sel vétérinaire Chanteaud est administré en dissolution dans les barbotages.

Tenir chaudement; aliments de déglutition facile dès que la fièvre a cessé.

La toux ne tarde pas à devenir grasse; le jetage plus abondant et mucoso-purulent. Pour faciliter l'expectoration on ajoute au traitement prescrit plus haut l'administration du kermès minéral (20 gram. par jour en électuaire pour les grands animaux; quatre à cinq granules pour les petits).

Il y a parfois abcès phlegmoneux dans l'auge, engorgement des ganglions lymphatiques, abcès des poches gutturales; le pharynx est lui-même enflammé et bien souvent les engorgements amènent du cornage. On provoque la maturation des abcès par de nouvelles applications vésicantes, par des frictions mercurielles, et on donne contre le symptôme *cornage* le sulfate de strychnine et l'hyosciamine ou l'atropine (un à cinq granules) tous les quarts d'heure, toutes les demi-heures ou toutes les heures, suivant l'intensité du cornage. Il est parfois nécessaire d'avoir recours à la trachéotomie.

Dès que les symptômes graves se sont amendés, on présente aux malades des aliments alibiles et de déglutition facile (carottes cuites, farineux, lait). On leur administre de plus de un à cinq granules de quassine et d'arséniate de fer, trois fois par jour.

Laryngite chronique. — La laryngite peut passer à l'état chronique et la toux quinteuse qui l'accompagne, surtout le matin et le soir, peut provoquer la rupture des vésicules bronchiques et, par conséquent, l'emphysème pulmonaire.

On soigne la laryngite chronique par les arséniates, l'iodoforme, le sulfure de calcium : un à cinq granules, quatre à cinq fois par jour.

Laryngite studuleuse. — La laryngite peut prendre un type suraigu d'une très-grande gravité. Son symptôme pathognomonique est un cornage qui augmente très-rapidement et devient très-intense; au début l'animal paraît encore gai, mais au bout de quelques heures, la fièvre apparaît, les muqueuses se cyanosent, les naseaux se dilatent, le facies exprime l'anxiété et l'animal peut mourir asphyxié en très-peu de temps, une demi-journée.

Dans la plupart de cas, il faut pratiquer immédiatement la trachéotomie; administrer les défervescents (aconitine, vératrine, digitaline), à doses proportionnées à l'intensité de la fièvre; le sulfate de strychnine et l'hyosciamine (un à cinq granules de chaque tous les quarts d'heure ou toutes les demi-heures.

Laryngite croupale. — Voir *Diphtérite.*

Laryngite gourmeuse. — Voir *Gourme.*

Laryngite gangréneuse. — La laryngite se complique parfois de gangrène, surtout chez le porc. Insister dans ce cas sur l'administration des strychnés et des sels de quinine, de l'acide salicylique, des salicylates.

LEUCOCYTHÉMIE.

La *leucocythémie* est une affection consistant dans une augmentation considérable de la quantité des globules blancs, qui donnent une teinte gris-rougeâtre au sang. Elle coïncide avec l'hypertrophie des ganglions lymphatiques (forme lymphatique) ou de la rate, du foie (forme splénique).

Dans cette maladie il y a affaiblissement général et rapide des forces, hémorrhagies des membranes muqueuses; symptômes annonçant l'exsudat des plèvres, l'inflammation catarrhale des voies digestives.

On administre arséniate de fer et arséniate de strychnine (cinq granules de chaque chez les grands animaux, un à deux chez les petits), cinq à six fois par jour.

Les engorgements glandulaires, lymphatiques, sont combattus par les iodures de soufre et de fer (un à cinq granules toutes les heures ou toutes les deux heures).

L'appétit est soutenu par la quassine, trois administrations par jour. Aliments de premier choix. Promenades.

LYMPHANGITE.

La lymphangite ou inflammation des vaisseaux et des ganglions lymphatiques, s'accompagne de fièvre dans sa période aiguë. Il faut donc, outre les prescriptions locales, administrer les alcaloïdes défervescents : aconitine, vératrine, digitaline, un à cinq granules toutes les heures ou toutes les deux heures. Sel vétérinaire Chanteaud et nitrate de potasse, en dissolution dans l'eau des boissons.

Quand les engorgements lymphatiques persistent et que la lymphangite revêt le caractère chronique, on a recours aux arséniates et aux iodures d'arsenic, de mercure, un à cinq granules trois ou quatre fois par jour.

M

Mal. — Tout ce qui est opposé à l'état de santé.

Mal des audents. — Voir *Charbon.*

Mal de brout. — Voir *Hématurie.*

Mal caduc, haut mal, mal sacré. — Voir *Épilepsie.*

Mal de cerf. — Voir *Tétanos.*

Mal de tête de contagion. — Voir *Anasarque*.

Maladie aphtheuse. — Voir *Fièvre aphtheuse*.

MALADIE DES CHIENS.

La maladie des chiens est une affection générale, infectieuse, et frappant les animaux dans leur jeune âge.

Quoique toujours de même nature, la maladie des chiens se présente sous des formes bien différentes.

La *dominante* du traitement doit donc être *une* comme l'essence de la maladie.

Il n'en est plus de même de la *variante*, qui doit combattre des symptômes locaux variables.

Contre les symptômes généraux ou infectieux, accompagnant la maladie dans tous les cas, on donne : pour faire tomber la fièvre, aconitine, vératrine, digitaline (une ou deux de ces substances à la fois) et brucine (un granule toutes les demi-heures ou toutes les heures, jusqu'à sédation).

Chez les chiens de petite taille, on remplace la vératrine par l'émétine; contre l'infection, on administre un sel de quinine (un granule toutes les heures).

Proscrire d'une façon absolue les saignées et les sétons.

Telle est la *dominante* du traitement.

La maladie se présente, le plus souvent, sous forme de catarrhe nasal ou bronchique; flux nasal d'abord clair, ne tardant pas à s'épaissir au point de se concréter sur les ailes du nez ; conjonctivite purulente, parfois ulcéreuse, toux pénible. Soins de propreté. Administrer, outre les médicaments constituant la *dominante*, kermès minéral, quatre à cinq granules par jour, pour favoriser l'expectoration. Hyosciamine, atropine, narcéine, codéine ou iodoforme, un granule toutes les deux heures ou toutes les heures, suivant l'intensité du spasme ou de la douleur.

Lorsqu'il y a complication de pneumonie, on prescrit l'émétine et l'arséniate de soude, un ou deux granules toutes les demi-heures ou toutes les heures.

Quand la maladie revêt la forme abdominale, qu'il y a vomissements fréquents, coliques, diarrhée muqueuse ou sanguinolente ou constipation opiniâtre, ictère, on prescrit l'hyosciamine ou l'atropine contre les vomissements ou les coliques, un granule toutes les heures ou toutes les deux heures; l'acide tannique ou l'ergotine contre la diarrhée sanguinolente, un granule trois ou quatre fois par jour ; le podophyllin, un granule deux ou trois fois par jour, contre la constipation ; contre l'ictère, voir ce mot.

Lorsque la maladie a été longue et grave, elle se termine assez fréquemment par de la chorée, de l'épilepsie ou de la paralysie; il faut alors, outre le traitement général prescrit plus haut, administrer les moyens propres à la chorée, l'épilepsie, la paralysie (voir ces mots).

Dans le cours de la maladie du jeune âge, la peau est souvent le siége d'une éruption vésiculeuse répandant une odeur infecte. Appliquer sur l'éruption un glycérolé à base d'hydrate de chloral. Administrer, sans préjudice des médicaments qui s'adressent aux symptômes généraux, la cicutine et l'iodure d'arsenic (un granule de chaque quatre à six fois par jour).

Dès que la fièvre est tombée, il faut nourrir son malade (lait, jus de viande, élixir alimentaire de Ducro) et administrer trois fois par jour un granule quassine.

Si l'animal tombe dans le marasme et que la fièvre persiste, on prescrit l'arséniate de caféine (un granule toutes les heures).

Pendant la convalescence, la quassine et l'arséniate de fer (un ou deux granules de chaque) sont donnés trois fois par jour.

MALADIES DU CŒUR.

Les maladies du cœur, si communes et si bien connues en médecine humaine, sont plus rares et très-peu connues en médecine vétérinaire.

Aussi nous contenterons-nous de donner les symptômes généraux des maladies du cœur et le traitement général qui leur est applicable.

Dans les affections inflammatoires du cœur, le

pouls est modifié, puisque l'organe central est malade. Ces modifications sont variables ; le pouls est ou plus fréquent, ou serré, filiforme, vite et dur, ou grand, fort et large. Le choc du cœur est plus petit quand il y a épanchement de liquide entre cet organe et la paroi thoracique (péricardite), mais, dans la plupart des cas il est plus fort et percevable à droite. Les bruits du cœur sont normaux ou remplacés par des bruits de souffle, de râpe, de scie.

Le sang veineux ne trouvant plus un accès facile dans les ventricules, stagne dans les veines, d'où pouls veineux.

Souvent des œdèmes, expliqués par l'embarras de la circulation et de l'hématose, apparaissent au poitrail, à la base de l'encolure. L'anhélation est beaucoup plus intense que dans les autres affections de la poitrine ; les naseaux sont dilatés, l'encolure tendue, le facies grippé, les yeux brillants, donc : 1° la modification du pouls ; 2° le gonflement des jugulaires et le pouls veineux ; 3° les œdèmes ; et 4° l'anhélation sont les quatre symptômes principaux des maladies du cœur.

Il faut combattre rationnellement ces quatre symptômes. La nature du pouls indique s'il faut saigner. Ne pratiquer cette opération, aidée par l'emploi des défervescents (aconitine, vératrine, digitaline), que lorsque le pouls est grand, fort, large ; les saignées petites et répétées sont préférables aux saignées à blanc.

Pour permettre au sang veineux de pénétrer dans le cœur et par conséquent faire disparaître le gonflement des veines et le pouls veineux, il faut s'adresser à un sel de strychnine (sulfate, arséniate, hypophosphite), uni à la digitaline (un à cinq granules de chaque), toutes les demi-heures ou toutes les heures. Le sel de strychnine, cet incitant vital par excellence, et la digitaline, qui est le sédatif du cœur, régularisent les mouvements de cet organe et préviennent l'asphyxie. Ils combattent donc en même temps l'anhélation.

Dans le cas d'œdème ou d'épanchement de sérosité dans le péricarde, un à cinq granules de scillitine ou de colchicine, employés comme diurétiques, donnent les meilleurs résultats.

Des applications révulsives, vésicantes, sont appliquées sur la région précordiale, *loco dolenti.*

Régime diététique en rapport avec les symptômes généraux. Sel vétérinaire Chanteaud dans les boissons.

MALADIES VERMINEUSES.

Maladie vermineuse des cavités nasales du chien. — Cette affection est due à la présence du *pentastome* ou *linguatulle ténioïde*, dans les cavités nasales.

Traitement : injections de substances anthelminthiques dans les cavités nasales.

Pneumostrongylie des bêtes ovines. — Voir *Bronchite*.

Bronchite vermineuse des veaux. — Voir *Bronchite*.

Bronchite vermineuse du porc. — Voir *Bronchite*.

Maladies vermineuses de l'estomac et de l'intestin. — Tous nos animaux domestiques peuvent héberger dans leur estomac ou leur intestin, une quantité plus ou moins considérable d'helminthes.

Ces parasites, dont la présence est parfois gênante au point de provoquer des symptômes nerveux, épileptiformes, des coliques, de l'amaigrissement, le marasme et même la mort, appartiennent à plusieurs genres.

Dans tous les cas, le traitement des maladies vermineuses comporte deux indications : 1° tuer le parasite ; 2° l'expulser.

La santonine, la kousséine, la quassine, les strychnés et les amers, en général, sont des anthelminthiques plus ou moins puissants.

Il faut donner la préférence à la santonine ou à la kousséine, un à cinq granules toutes les demi-heures ou toutes les heures, et continuer ce traitement pendant quelques jours.

Après et même pendant le cours de cette administration, on donne un purgatif; employer préférablement le podophyllin (un à cinq granules matin et soir).

MALADIE ROUGE DE SOLOGNE.

Anémie des moutons avec pissement de sang. — Voir *Cachexie aqueuse*.

MALADIE DE SANG.

Voir *Charbon*.

MALADIE DU COIT.

La maladie du coït, épizootie chancreuse, maladie paralytique des reproducteurs, est une affection contagieuse par un produit de sécrétion, considéré par quelques auteurs, comme analogue à celui de la syphilis de l'homme. Cette maladie qui n'apparaît que chez les chevaux reproducteurs se propage par l'accouplement.

Rejeter les animaux reproducteurs atteints ou suspects.

Faire dans le vagin et le canal de l'urèthre, des injections émollientes, puis astringentes; toucher les ulcères apparents avec le sulfate de cuivre ou l'azotate d'argent.

Quand la sécrétion répand une mauvaise odeur, recourir aux injections d'acide phénique, d'acide salicylique ou d'hydrate de chloral.

Administrer les iodures de mercure toutes les heures ou toutes les deux heures (cinq à six granules à la fois).

Calmer l'orgasme vénérien par l'administration du camphré mono-bromé (cinq granules toutes les heures).

Contre la paraplégie, prescrire les strychnés (toutes les demi-heures ou toutes les heures suivant les cas).

A la fin de l'affection reconstituer le malade par l'emploi de l'arséniate de fer et de la quassine (cinq granules trois fois par jour) et une nourriture abondante et bien choisie.

MAMMITE.

La mammite ou inflammation de la mamelle est accusée par le gonflement, la douleur, la chaleur et la rougeur de la glande.

Elle est généralement accompagnée par un mouvement fébrile qu'il faut combattre par les alcaloïdes défervescents (aconitine, vératrine), digitaline, un régime diététique approprié et le sel vétérinaire Chanteaud, en dissolution dans l'eau des boissons.

Comme soins locaux : frictions émollientes; ponction des abcès.

MÉNINGITE.

Voir *Vertige*.

MÉTÉORISATION, MÉTÉORISME.

Voir *Indigestion*.

MÉTRITE.

On donne le nom de métrite à la phlegmasie de la membrane interne de l'utérus; elle commence par du prurit, de la douleur et de la chaleur de la partie malade, suivie bientôt d'un écoulement d'abord muqueux, puis purulent.

La métrite aiguë s'accompagne d'un mouvement fébrile qu'il faut faire disparaître par l'emploi de l'aconitine, la vératrine, la digitaline (un à cinq granules toutes les demi-heures ou toutes les heures); on ajoute à l'administration de ces alcaloïdes celle d'un sel de quinine. Sel vétérinaire Chanteaud en dissolution dans les barbotages.

Injections vaginales émollientes, puis astringentes.

Métrorrhagie ou hémorrhagie de la matrice. — La combattre par l'acide tannique ou l'ergotine (un à cinq granules toutes les demi-heures ou toutes les heures et des injections astringentes ou à base de perchlorure de fer).

MORVE (AFFECTION FARCINO-MORVEUSE).

On appelle *affection farcino-morveuse*, une maladie générale, spécifique, contagieuse par contact et par inoculation, se traduisant à l'extérieur sous des formes variées, mais dont les lésions, quoique affectant différents organes, ont une identité parfaite.

On reconnaît à l'*affection farcino-morveuse* deux formes à siéges distincts.

On l'appelle *morve* lorsqu'elle localise plus particulièrement ses symptômes sur les muqueuses des voies respiratoires, et *farcin* quand c'est la peau qui présente le plus grand nombre de lésions apparentes.

La morve et le farcin peuvent être aigus ou chroniques.

La *morve aiguë* est caractérisée par des symptômes nombreux, rapides et effrayants. L'animal atteint tombe rapidement dans le marasme et meurt en quelques jours.

Il est inutile de tenter un traitement et la maladie est tellement contagieuse qu'il faut ordonner l'abatage immédiat de tout sujet frappé.

La *morve chronique* bien confirmée présente trois symptômes cardinaux : 1° jetage par les deux narines et le plus souvent par une seule, d'une matière mucoso-purulente, inodore, poisseuse, adhérant aux ailes du nez; 2° glandes dans la ganache, dures, bossuées, adhérant au maxillaire inférieur ; 3° chancres sur la pituitaire, à bords saillants, taillés à pic, à teinte grisâtre.

Tous les traitements ont été employés, sans succès, contre cette terrible affection.

Un traitement dosimétrique rationnel serait le suivant :

Déclarer et isoler l'animal malade.

Le placer dans une écurie saine, bien aérée et lui fournir des aliments de première qualité.

Administrer l'arséniate de strychnine et un sel de quinine (cinq granules toutes les deux heures); l'iodure d'arsenic, de soufre, les iodures de mercure cinq granules quatre à cinq fois par jour.

Donner cinq granules de quassine avant chaque repas.

Le *farcin aigu* n'est autre chose que la morve aiguë de la peau; mêmes indications que pour la morve aiguë.

Le *farcin chronique*, qui se présente sous diverses formes, exige le même traitement interne que la morve chronique. On cautérise de plus les abcès farcineux, que l'on panse ensuite avec un glycérolé phéniqué ou salicylé.

MUGUET DES AGNEAUX ET DES VEAUX.

Le muguet des agneaux et des veaux est une stomatite occasionnée par la présence sur la muqueuse buccale d'un cryptogame, appelé *oïdium albicans*.

Pour guérir rapidement cette affection, il faut placer les agneaux dans des étables ou bergeries, chaudes et sèches.

Faire sur les parties malades des badigeonnages avec le jus de citron et administrer le sulfure de calcium, un ou deux granules toutes les heures ou toutes les deux heures.

MYÉLITE.

Voir *Paralysie.*

MYOSITE.

La myosite ou myétis est l'inflammation des muscles. Elle est caractérisée par des douleurs très-vives; par la tension et un gonflement mal limité des parties malades. Elle se termine assez souvent par des abcès.

Comme soins locaux, cataplasmes, frictions émollientes, vésicatoires; ponction des abcès.

La myosite étant accompagnée, au début, par un mouvement fébrile assez accentué, administrer les défervescents : aconitine, vératrine ou digitaline, un ou deux granules par doses réglées sur l'intensité de la fièvre.

Sel vétérinaire Chanteaud en dissolution dans les barbotages.

N

NÉPHRITE.

La néphrite est la phlegmasie des reins. Elle est caractérisée par une fièvre intense, pouls petit, vite, dur; de la douleur, annoncée par le facies de l'animal; des coliques passagères se décélant par le trépignement des membres postérieurs, l'agitation de la queue, les envies fréquentes d'uriner; la miction nulle ou presque nulle; les urines coulent goutte à goutte et sont souvent mêlées de sang; constipation.

On administre, contre la fièvre, les alcaloïdes défervescents, aconitine, vératrine, digitaline, et un sel de strychnine, un à cinq granules de chaque toutes les demi-heures ou toutes les heures, suivant l'intensité du mouvement fébrile. Contre la douleur et les coliques, on donne le chlorhydrate de morphine, l'hyosciamine ou l'atropine, un à cinq granules toutes les demi-heures ou toutes les heures.

Si c'est nécessaire, l'hématurie est combattue par l'ergotine, un à cinq granules cinq à six fois par jour. Sinapisme ou sachet émollient sur les reins.

On met à la disposition de l'animal de la tisane de graine de lin, tenant en dissolution du sel vétérinaire Chanteaud et de l'azotate de potasse. Lavements à l'eau de graine de lin; bonnes couvertures; régime diététique en rapport avec la fièvre.

NYMPHOMANIE.

La *nymphomanie* ou *fureurs utérines* s'observe chez nos divers animaux domestiques.

Chez la jument, elle se manifeste par un caractère hargneux, difficile, l'érection presque constante du clitoris, et le rejet fréquent par la vulve d'un mucus blanchâtre. Vulgairement, on dit que la jument est *pisseuse*.

On peut guérir cet état, qui peut rendre dangereux l'emploi de l'animal, par l'administration du camphre mono-bromé, cinq granules toutes les heures, jusqu'à cessation de l'accès.

Le même traitement peut être prescrit chez la vache manifestant des ardeurs génésiques excessives.

Chez le chien, le chat, il existe parfois de l'éréthisme sexuel, provoquant des symptômes rabiformes.

Le camphre mono-bromé, un granule toutes les demi-heures ou toutes les heures, fait tomber rapidement cette excitation.

O

ŒDÈME.

L'œdème, ou infiltration séreuse du tissu cellulaire, est localisé ou général.

Localisé, il n'exige que des soins locaux.

Général, il constitue l'anasarque (voir ce mot).

ONANISME.

L'*onanisme* ou *masturbation* est assez fréquent chez les chevaux entiers des grandes villes. Il peut amener l'affaiblissement du sujet. On lui oppose l'administration du camphre mono-bromé, cinq granules quatre à cinq fois par jour.

OPHTHALMIE.

L'ophthalmie est l'inflammation du globe oculaire.

Elle est caractérisée par le gonflement, la photophobie, l'écoulement des larmes, la rougeur de la conjonctive.

Elle est externe ou interne, essentielle ou symptomatique.

L'ophthalmie externe n'exige que des soins locaux.

La symptomatique étant le symptôme d'une autre affection, son traitement dépend de la maladie qui l'a produite.

Enfin l'ophthalmie peut être intermittente. (Voir *Fluxion périodique des yeux.*)

ORCHITE.

L'orchite ou inflammation du testicule est presque toujours accompagnée par un mouvement fébrile intense; il faut donc, outre le traitement local, administrer les alcaloïdes défervescents, aconitine, vératrine, digitaline, un à cinq granules toutes les demi-heures ou toutes les heures. Si la douleur est très-vive et se manifeste par du trismus, on donne chlorhydrate de morphine et hyosciamine, de un à cinq granules toutes les heures ou toutes les deux heures.

OSTÉOMALACIE.

L'ostéomalacie est une affection caractérisée par le ramollissement des os.

Elle atteint d'une façon enzootique ou épizootique, le bœuf, la chèvre ou le porc.

C'est une maladie de misère, due à la diminution des sels du sang et, par conséquent, des éléments minéraux des os. Son traitement est prophylactique ou curatif. Le prophylactique consiste à faire émigrer les animaux dans un pays à sol riche en sels calcaires. Le curatif exige l'administration du phosphate de chaux et du phosphate de fer. La cicutine est prescrite contre les douleurs ostéocopes.

OTITE.

L'otite est la phlegmasie de la membrane muqueuse de l'oreille. — Voir *Catarrhe auriculaire.*

OZÈNE.

L'ozène ou catarrhe fétide du nez, s'observe quelquefois chez nos animaux domestiques.

On a conseillé contre cette affection la trépanation, les injections phéniquées, salicylées.

Comme traitement interne, on peut essayer l'administration du sulfure de calcium, de l'iodoforme, des iodures d'arsenic, de soufre ou de mercure.

P

PARALYSIES.

On donne le nom générique de *paralysie* à toute affection caractérisée par la diminution ou l'abolition de la contractilité musculaire d'une ou de plusieurs parties du corps, avec ou sans lésion de la sensibilité.

La paralysie est appelée *hémiplégie*, quand elle affecte un côté du corps, et *paraplégie* quand elle frappe le train postérieur. La paralysie *locale* n'atteint que quelques muscles.

La contraction musculaire est sous la dépendance du système nerveux et du système circulatoire ; si l'une de ces causes excitatrices manque, les muscles ne se contractent plus.

La paralysie peut donc être occasionnée soit par une congestion ou inflammation de l'encéphale (voir *Vertige*), soit par une congestion ou inflammation de la moelle (voir *Paraplégie*, commune chez le cheval), soit par une compression du centre nerveux, de la moelle, des nerfs par un kyste, un abcès, une mélanose, etc.

Dans ces cas il n'y a aucun traitement à tenter.

La paralysie peut être due à une affection du système circulatoire, et reconnaître pour cause soit un défaut, soit une altération du sang.

Toutes les fois que pour une cause quelconque, l'arrivée du sang vient à être supprimée dans l'artère principale d'un membre, la paralysie musculaire plus ou moins complète en est la conséquence. Les artérites oblitérantes occasionnent des boiteries intenses *à chaud*, caractérisées par l'absence de myotilité, sensibilité, calorification et circulation dans le membre malade.

Les paralysies par altération du sang s'observent à la suite des maladies générales, infectieuses, ayant affaibli considérablement les malades (maladie des jeunes chiens, gourme, fièvre typhoïde, typhus, etc.). Enfin la paralysie a parfois une cause résidant dans une affection propre du muscle (atrophie musculaire, dégénérescence graisseuse des muscles).

Le traitement de ces diverses paralysies devra d'abord s'attaquer à la cause, puis au trouble de la fonction. Dans les paralysies par défaut de sang, il y a obstacle mécanique, le traitement interne est donc inutile.

Lorsque la paralysie est due à l'altération du sang, il faut reconstituer le malade par une bonne alimentation, donner la quassine, l'arséniate de fer, les sels de quinine. (Voir *Maladie des chiens, Gourme, Fièvre typhoïde, etc.*)

Administrer contre le trouble du mouvement un à cinq granules d'un sel de strychnine, toutes les heures ou toutes les deux heures, suivant la gravité des cas. Chez les petits animaux, on peut remplacer le sel de strychnine par la brucine ou l'ergotine; un granule quatre à six fois par jour.

Les vésicants, les douches froides, l'électrisation locale sont employés, en même temps que le traitement interne.

Dans les paralysies par atrophie musculaire, même traitement que celui indiqué ci-dessus.

PARAPLÉGIE.

La *paraplégie* est la paralysie de l'arrière train.

Il existe chez le cheval une paraplégie rapide, fréquente sur les animaux des grandes villes, très-abondamment nourris. Toutes les fois, que pour une cause quelconque, un cheval a été laissé au repos pendant quelques jours, et que, par négligence ou par ignorance, on a, pendant ce temps, continué à lui donner sa ration complète, il est exposé à être frappé par la paraplégie rapide, dès qu'on lui fait reprendre son travail.

Cette affection est très-aiguë et très-rapide dans ses périodes; il faut pratiquer immédiatement une saignée abondante et administrer sulfate de strychnine, cinq granules tous les quarts d'heure, toutes les demi-heures ou toutes les heures, suivant la gravité du cas et en diminuant les doses avec l'état d'amélioration du malade. Toutes les deux heures ou toutes les heures, au début, on ajoute à l'administration d'un sel de strychnine, l'emploi de l'hyosciamine ou de l'atropine (cinq granules).

Régime : paille et barbotages, sel vétérinaire

Chanteaud, en dissolution dans les barbotages. Lavements, deux ou trois fois par jour.

Parfois, la paralysie persiste dans l'un des membres postérieurs; dans ce cas, il faut insister sur le traitement interne (sulfate de strychnine, cinq granules, cinq à six fois par jour) et appliquer sur le membre malade les vésicants les plus énergiques.

La paraplégie chez le chien peut reconnaître pour cause soit une altération du sang (voir *Paralysie*), soit une constipation opiniâtre.

La constipation opiniâtre, assez commune chez les chiens de grande taille, doit être combattue par le podophyllin et l'hyosciamine (un ou deux granules de chaque, trois fois par jour). Contre la paralysie, on donne l'arséniate de strychnine (un granule, cinq à six fois par jour).

PAROTIDITE.

La *parotidite* est l'inflammation de la parotide, caractérisée par un gonflement douloureux aboutissant presque toujours à la formation d'un abcès.

Il y a au début de la parotidite un mouvement fébrile qu'il faut combattre par les défervescents : aconitine, vératrine, digitaline, un à cinq granules à doses proportionnées à la fièvre. Traitement local externe : maturatifs, vésicatoires.

PÉRICARDITE

Voir *Maladies du cœur*.

PÉRIPNEUMONIE.

La *péripneumonie* ou inflammation du poumon et des plèvres est sporadique ou épizootique.

La sporadique (voir *Pneumonie* et *Pleurésie*) frappe tous nos animaux domestiques.

L'épizootie est particulière au bœuf.

La péripneumonie épizootique, encore appelée *Péripneumonie gangréneuse*, *maligne*, *ataxique*, *exsudative*, est une maladie contagieuse, caractérisée anatomiquement par une inflammation du poumon et des plèvres, qui n'est que l'expression locale d'un agent virulent dont l'organisme de la bête malade est imprégné. La marche de cette grave affection est plus ou moins rapide.

Tout à fait au début, on ne constate qu'une toux profonde, sèche et quinteuse; l'animal ne présente comme symptômes généraux qu'une légère altération dans les mouvements du flanc.

Mais cette invasion de la maladie, si légère qu'elle puisse paraître, ne doit pas être négligée, surtout s'il y a épizootie régnante. Il faut, à la première crainte, isoler les suspects; leur procurer une litière sèche et abondante dans des étables saines, spacieuses et leur administrer l'arséniate de strychnine et un sel de quinine ou un salicylate, cinq à six granules de chaque toutes les deux heures; leur fournir une nourriture de première qualité et faire dissoudre dans l'eau des boissons du sel vétérinaire Chanteaud.

Pendant la deuxième période de l'affection, il y a : diminution de l'appétit, rumination irrégulière, amaigrissement du sujet, diminution de la sécrétion lactée, accélération et irrégularité des mouvements respiratoires, douleur à la percussion. Il faut appliquer un vésicant sous la poitrine et continuer l'administration des alcaloïdes prescrits plus haut, auxquels on adjoint la scillitine ou la colchicine, cinq granules toutes les deux heures.

La période d'état de la maladie est caractérisée par la prostration complète, l'anorexie, la digestion difficile, s'accompagnant de météorisations fréquentes, de constipation ou de diarrhée fétide. Le pouls, d'abord plein et fort, s'affaiblit par degrés. La respiration est accélérée, plaintive; la toux est douloureuse, petite, avortée et provoque un jetage blanchâtre, spumeux, mêlé de stries sanguines. L'auscultation fait constater du bruit tubaire et la percussion de la matité.

Arrivée à cette période, la maladie est tellement avancée qu'il n'y a presque plus rien à essayer. Néanmoins, si l'on désire soigner le malade, voici quel est le traitement dosimétrique à instituer.

Quand le pouls est fort, donner, la vératrine, l'aconitine, la digitaline (cinq granules de un, deux ou trois de ces alcaloïdes, toutes les demi-heures ou toutes les heures) unies à un sel de strychnine.

Les arséniates, de soude, fer, antimoine sont prescrits contre la lésion organique (cinq à six granules toutes les heures ou toutes les deux heures).

Contre les spasmes et la douleur provoqués par la toux, on administre hyosciamine, atropine, chlorhydrate de morphine, codéine, iodoforme, narcéine, cicutine, etc., deux, trois ou quatre de ces substances à la fois (cinq granules cinq à huit fois par jour).

La scillitine ou la colchicine (cinq granules toutes les heures) sont données, en qualité de diurétiques, contre l'épanchement pleural.

Enfin l'élément général, virulent, est combattu par les sels de strychnine, les sels de quinine et les salicylates (cinq granules toutes les deux heures).

On a conseillé, comme moyen prophylactique de cette affection, l'inoculation pratiquée à la queue avec de la sérosité fraîche puisée dans le poumon d'une bête malade. Cette inoculation préventive n'a pas toujours donné des résultats très-heureux; aussi a-t-elle ses partisans et ses détracteurs.

PÉRITONITE.

La *péritonite* ou inflammation du péritoine peut être idiopathique ou symptomatique, aiguë ou chronique.

Le premier symptôme de la péritonite aiguë est un frisson. Des tremblements partiels, puis généraux et indiscontinus apparaissent et durent plusieurs heures.

Pendant cette première période de la maladie, il faut bouchonner, faire sur le corps des frictions sèches ou irritantes et administrer coup sur coup, toutes les dix minutes ou tous les quarts d'heure, un sel de strychnine (sulfate ou hypophosphite).

La réaction survient; la peau devient sèche, brûlante, puis s'humecte de sueur; il y a alternatives de frissons et de bouffées de chaleur; le pouls petit, dur, serré, donne chez le cheval de 70 à 75 pulsations par minute. Si la fièvre paraît franche on peut faire une légère saignée ; dans tous les cas on administre les alcaloïdes défervescents : aconitine, vératrine, digitaline, une, deux ou trois de ces alcaloïdes à la fois, unis au sulfate de strychnine, tous les quarts d'heure ou toutes les demi-heures, jusqu'à ce que le pouls et la chaleur soient tombés à la normale.

Si la maladie suit son cours, on constate une douleur excessive; la soif est très-vive; la respiration se presse, courte, hésitée, tremblottante, presque entièrement thoracique. Le facies se grippe; les yeux sont fixes et brillants. Il y a vomissements presque incessants chez les animaux qui peuvent vomir. On observe, de plus, des coliques sourdes, profondes; la constipation est opiniâtre, les reins voussés en contre-haut sont inflexibles; les parois abdominales sont dures, tendues, douloureuses à la pression.

On applique sous le ventre soit un sinapisme, soit de la pommade mercurielle en friction.

Pendant toute la durée de la fièvre, on continue les défervescents et les strychnés.

On administre contre les coliques, la douleur, les spasmes et les vomissements, l'hyosciamine, l'atropine, le chlorhydrate de morphine, un à cinq granules toutes les heures.

Contre l'inflammation de la séreuse on a conseillé l'administration du calomel, un à cinq granules six à huit fois par jour.

La constipation est combattue par les laxatifs : sel vétérinaire Chanteaud et le podophyllin, un à cinq granules trois fois par jour. Lavements à la graine de lin et au miel. Diète pendant toute la période pyrétique.

Dès que la fièvre a cessé, donner des aliments de digestion très-facile (lait, carottes bouillies et écrasées, farineux, etc.)

La péritonite peut revêtir le caractère chronique. — Voir *Ascite*.

PHARYNGITE.

La *pharyngite* ou inflammation du pharynx est aiguë ou chronique.

Pharyngite aiguë. — Elle débute par des frissons et un léger mouvement fébrile, qui arrêté à temps par l'administration des défervescents : aconitine, vératrine, digitaline, un à cinq granules toutes les heures, peut empêcher la localisation de se produire.

Quand la maladie suit son cours, il y a : tristesse, un peu d'abattement, yeux larmoyants, chassieux ; toux gutturale moins fréquente que dans la laryngite ; bouche écumeuse, salive abondante et filante ; difficulté très-grande de la préhension, de la mastication et de la déglutition des aliments ; rejet par les naseaux des liquides absorbés ; jetage plus ou moins abondant, mêlé de parcelles alimentaires après les repas (*jetage pharyngé*). La gorge est chaude, douloureuse à la pression ; la douleur s'étend vers la région parotidienne ; chez le cheval l'inflammation gagne fréquemment le tissu cellulaire ambiant, les poches gutturales, d'où des abcès parfois nombreux qui, en comprimant l'arrière-gorge et le larynx, amènent du cornage aigu.

Quand la pharyngite aiguë est déclarée, on applique un vésicatoire autour de la gorge.

Pour faciliter le passage du bol alimentaire, on administre, en même temps, le sulfate de strychnine et l'hyosciamine, un à cinq granules de chaque, toutes les heures ou toutes les deux heures.

Contre la douleur, on donne chlorhydrate de morphine, codéine, cicutine, etc., une ou deux de ces substances à la fois, un à cinq granules à doses proportionnées à l'intensité de la douleur et du spasme.

Pour provoquer l'expectoration, on a recours au kermès minéral (20 grammes par jour en électuaire chez les grands animaux, cinq à six granules par jour chez les petits).

Gargarismes miellés ou légèrement acidulés.

Sel vétérinaire Chanteaud dans l'eau des boissons.

Aliments de mastication et de déglutition très-faciles.

Provoquer la maturation des abcès par des pommades ou des vésicants. En faire la ponction à maturité complète.

Si le cornage apparaît, précipiter l'administration du sulfate de strychnine et de l'hyosciamine.

Lorsque la compression est telle, qu'il y a menace imminente d'asphyxie, pratiquer la trachéotomie.

Pharyngite chronique. — La pharyngite chronique est presque toujours liée à la laryngite chronique (voir ce mot).

PHTHISIE.

La *phthisie* ou *diathèse tuberculeuse* a pour point de départ probable l'anémie poussée à son degré ultime. L'anémie se transforme en *leucocythémie*, qui, elle, à son tour, engendre la tuberculose. Il faut donc combattre la prédisposition à la tuberculose par l'emploi des arséniates de fer, de soude, d'antimoine, de la quassine et des strychnés.

Quand la phthisie pulmonaire de la vache est confirmée, il faut la faire abattre avant que l'affection l'ait fait maigrir et tomber dans le marasme.

PICA.

Le *pica* est une aberration du goût, qui fait désirer une substance non alimentaire.

Nos animaux domestiques atteints de pica, mangent du plâtre, de la chaux, du fumier, des débris de cuir, du linge imprégné de sueur, etc.

Le pica est occasionné par une diminution des sels contenus dans le sang.

Il faut donc donner, aux animaux frappés de cette aberration du goût, du sel marin et du sel vétérinaire Chanteaud, en aspersion sur les aliments et en dissolution dans l'eau des boissons.

PICOTE.

Voir *Clavelée*.

PIERRE.

Voir *Calculs*.

PISSEMENT DE SANG.

Voir *Hématurie*.

PLEURÉSIE.

La *pleurésie* ou *pleurite* est l'inflammation de la plèvre. C'est une affection beaucoup plus grave chez le cheval que chez nos autres animaux domestiques, parce que chez nos solipèdes elle est toujours double.

La pleurésie peut être aiguë ou chronique.

La pleurésie aiguë est où franchement inflammatoire, ou latente, insidieuse dans sa marche.

Pleurésie aiguë franche. — Au début, tristesse, frissons, tremblements partiels ou généraux, agitation, inquiétude. Pouls petit, serré.

Il faut, si l'on est appelé à constater ces prodrômes, agir de suite et vigoureusement. Frictions sèches, bouchonnements, bonnes couvertures; administrer un sel de strychnine (coup sur coup, toutes les dix minutes ou tous les quarts d'heure (un à cinq granules, jusqu'à ce que réaction s'en suive). Chez les très-petits chiens ou chats, remplacer la strychnine par la brucine ou l'ergotine.

Les frissons du début durent plus ou moins longtemps. La réaction se produit ensuite; la température de la surface cutanée s'élève; la peau, d'abord sèche et brûlante, devient moite et s'humecte de sueur aux oreilles, aux flancs et aux ars. L'animal est triste, abattu, inattentif à ce qui se passe autour de lui; la conjonctive est injectée, rouge, sans reflet jaunâtre; le pouls est petit, fréquent, dur et serré; la température animale est exagérée.

Prise à cette période la maladie peut être jugulée. Il faut pour cela ne pas attendre la localisation et agir de suite. Faire une saignée, si la fièvre est bien franche, et administrer tous les quarts d'heure ou toutes les demi-heures, jusqu'à cessation de la fièvre, les alcaloïdes défervescents unis à un sel de strychnine (aconitine, vératrine, digitaline, sulfate de strychnine, un à cinq granules de chaque).

Bonnes couvertures, frictions excitantes sur la poitrine. Lorsqu'on n'a pas constaté le mal à temps et que la localisation s'est produite, il y a outre la fièvre des symtômes locaux caractéristiques.

Les forces générales sont diminuées, la démarche est incertaine, il y a vacillement très-marqué dans le train postérieur; la respiration s'accélère et est presque complétement abdominale, les flancs sont violemment agités et donnent, chez le cheval, jusqu'à quarante mouvements respiratoires par minute; les deux temps du mouvement respiratoire sont modifiés; l'inspiration est courte, difficile, très-douloureuse; les côtes se soulèvent à peine par une succession de petits mouvements saccadés; l'expiration est plus facile et plus large.

Les naseaux sont fortement dilatés, et il y a discordance entre les mouvements des ailes du nez; l'aile supérieure s'abaisse pendant que l'inférieure s'abaisse et vice-versâ. Une toux petite, courte, avortée, sans expectoration et très-douloureuse, se fait entendre de temps à autre.

Pendant cette première période de localisation de la maladie, l'auscultation et la percussion ne fournissent encore aucun signe certain; le point douloureux, qui chez nos animaux domestiques doit exister comme chez l'homme, n'est pas toujours facile à constater.

Mais aux symptômes du début, constituant la fièvre, sont venus se joindre des symptômes de localisation caractérisés par de la toux, de la douleur, du spasme et de la dyspnée. On doit donc continuer l'administration des défervescents contre la fièvre. Contre la toux, la douleur et les spasmes, prescrire le chlorhydrate de morphine, l'iodoforme, l'hyosciamine, l'atropine, la codéine, la narcéine, la cicutine, etc., une, deux ou trois de ces substances à la fois, toutes les demi-heures ou toutes les heures (un à cinq granules). Contre la dyspnée, insister sur l'emploi des sels de strychnine (arséniate, sulfate, hypophosphite).

Appliquer un sinapisme sur la poitrine.

Au bout de cinq ou six jours, l'épanchement pleurétique, qui se forme depuis le début, devient appréciable. Alors, assez souvent la fièvre diminue, l'animal paraît plus gai, mais les symptômes locaux persistent et à ceux que nous avons signalés plus haut, on peut ajouter ceux qui sont fournis par l'auscultation et la percussion.

Par la percussion on constate de la sonorité normale dans les parties supérieures et de la matité dans les couches inférieures. Par l'auscultation, il y a absence de murmure respiratoire dans les parties correspondantes à la matité, et cette absence s'étend sur une ligne horizontale. Il y a alors évidemment un épanchement de liquide dans la poitrine, contre lequel il faut lutter.

On fixe l'engorgement produit par le sinapisme, en frictionnant les côtes et la poitrine avec une préparation vésicante. Les défervescents, les strychnés, les calmants et les antispasmodiques sont continués à doses proportionnées aux symptômes qu'ils doivent combattre. Contre l'épanchement, on administre la scillitine ou la colchicine, un à cinq granules toutes les heures ou toutes les deux heures.

Inutile de dire que pendant la durée du traitement, on donne le sel vétérinaire Chanteaud en dissolution dans les boissons, et qu'on prescrit un régime en rapport avec le mouvement fébrile. (Nourrir d'autant plus que la fièvre est moins forte.)

Lorsque la pleurésie revêt un caractère latent, adynamique, infectieux, il faut, outre les médicaments prescrits plus haut, s'adresser aux sels de quinine et aux salicylates.

Dans la pleurésie chronique, on a recours aux reconstituants : arséniate de fer, quassine, sulfate de strychnine, quatre à cinq administrations par jour. On donne, de plus, les diurétiques : scillitine ou colchicine, trois ou quatre fois par jour. Nourrir copieusement. Aliments très-alibiles. Sel vétérinaire Chanteaud en dissolution dans les boissons.

Pratiquer la thoracocentèse à l'aide de l'aspirateur Landrin.

Combattre, s'il y a lieu, la fièvre hectique par les défervescents et les strychnés.

PNEUMONIE.

La pneumonie est l'inflammation du parenchyme pulmonaire.

Elle est *simple* ou *double*. Simple quand elle n'attaque qu'un poumon (pneumonie à droite, pneumonie à gauche; double lorsqu'elle frappe les deux poumons à la fois.

La pneumonie est *aiguë* ou *chronique*.

La pneumonie aiguë est *franche* ou à caractère gangréneux, infectieux, *typhoïde*.

Pneumonie aiguë franche. — La maladie débute par un frisson et des tremblements partiels ou généraux. On combat ces premiers symptômes par des frictions sèches ou excitantes sur la peau et l'administration coup sur coup (toutes les dix minutes ou tous les quarts-d'heure) d'un sel de strychnine (sulfate, arséniate ou hypophosphite).

Mais la réaction ne tarde pas à se produire, la peau d'abord sèche et brûlante devient moite, des sueurs partielles apparaissent aux ars et aux flancs; le pouls s'accélère; il est grand, fort et large; la bouche est chaude; les conjonctives injectées; la chaleur animale augmentée; les urines sont rares; il y a diminution de l'appétit et constipation. Tous ces symptômes de début appartiennent à la fièvre; ils ne précisent encore aucune localisation; donc, si l'on fait tomber ces symptômes, on empêche le mal de se localiser; en un mot, on jugule la maladie.

Tous ces symptômes ont pour origine une paralysie des nerfs vaso-moteurs ; c'est contre cette paralysie qu'il faut agir : on administre le sulfate de strychnine et les alcaloïdes défervescents (aconitine, vératrine, digitaline), un à cinq granules de chaque tous les quarts-d'heure ou toutes les demi-heures, jusqu'à ce que le pouls et la chaleur soient revenus à leur état normal. Si on obtient rapidement ce résultat on n'a ni maladie, ni convalescence, par conséquent. Malheureusement le vétérinaire est rarement consulté pendant cette période initiale de l'affection.

Dans presque tous les cas, le médecin, appelé vingt-quatre heures trop tard, constate un commencement de localisation de la fièvre ; le pouls est toujours accéléré, grand, fort et large ; l'artère est toujours pleine, mais l'injection de la conjonctive a pris une teinte jaunâtre, indice d'un défaut d'hématose ; les mouvements du flanc sont accélérés et irréguliers ; l'inspiration est large, assez facile ; l'expiration est brusque et s'accompagne d'un léger bruit plaintif ; l'air expiré est chaud ; une toux petite, profonde, sèche, se fait entendre fréquemment ; par l'auscultation on reconnait la diminution du murmure respiratoire dans certains points du poumon. Il n'y a encore que *congestion* ou *engouement pulmonaire*.

La localisation est encore à son début ; la lésion organique commence à peine ; on peut encore transformer cette maladie qui, si elle suit son cours, sera grave, en une affection relativement bénigne.

Il faut, pour cela, ne pas faire de la médecine expectante et attaquer, au contraire, vigoureusement la congestion. Si la fièvre est très-franche, une saignée légère, qu'on peut renouveler, est indiquée. On applique un sinapisme sous la poitrine et on administre le sulfate de strychnine et les défervescents (aconitine, vératrine, digitaline), un à cinq granules de chaque tous les quarts d'heure ou toutes les demi-heures, suivant l'intensité de la fièvre et de la dyspnée. Le sel vétérinaire Chanteaud est donné en dissolution dans les boissons. Régime diététique en rapport avec l'intensité de la fièvre.

Sous l'influence de ce traitement, il n'est pas rare de voir la fièvre tomber, la dyspnée diminuer considérablement. Le lendemain le praticien est étonné de la disparition des symptômes alarmants; il est charmé de n'avoir à combattre, pendant quelques jours, qu'une maladie bénigne, qui n'est aggravée ni par la fièvre, ni par l'inappétence, ni par la tristesse.

Parfois pourtant, l'affection s'accentue; la lésion anatomique s'organise.

La tristesse et la prostration augmentent; l'œil est couvert, le regard éteint; le pouls est toujours fort, plein et large; la conjonctive a une teinte rouge safranée très-prononcée; les naseaux, fortement dilatés, laissent écouler du jetage rouillé; la peau est sèche, brûlante ; les mouvements du flanc sont fortement accélérés; l'inspiration est assez facile; mais l'expiration est courte, douloureuse, difficile et s'accompagne d'un bruit de plainte très-marqué; la toux est profonde, très-pénible. A l'auscultation on constate du râle crépitant, bientôt remplacé par du bruit tubaire. Par la percussion on trouve de la matité dans les points correspondants à l'absence du murmure respiratoire et aux bruits anormaux.

La pneumonie est arrivée à sa période d'état : hépatisation ou induration rouge.

Il faut alors : insister sur les révulsifs : sinapismes ou vésicatoires sous la poitrine; continuer les défervescents toutes les demi-heures ou toutes les heures, jusqu'à cessation de la fièvre; donner un sel de strychnine, un à cinq granules toutes les demi-heures ou toutes les heures, contre la prostration et la détresse respiratoire ; on prescrit la digitaline, un à cinq granules toutes les demi-heures ou toutes les heures, comme sédatif du cœur et de la circulation en général, pour provoquer la diurèse et la diaphorèse par diminution de la pression intra-vasculaire.

Contre la toux et pour faciliter l'expectoration, on ordonne le kermès minéral en électuaire, chez les grands animaux 20 grammes par jour et quatre à cinq granules de cette substance chez les petits ; la douleur est combattue par le sel de Grégory, l'hyosciamine, l'iodoforme, la cicutine, etc., une ou deux de ces substances à la fois, un à cinq granules toutes les demi-heures ou toutes les heures.

Il reste à lutter contre l'élément organique local. Pour cela, on s'adresse aux arséniates, ces modificateurs profonds, qui activent en même temps l'hématose. On donne donc : arséniate de soude, d'antimoine ou de potasse, un à cinq granules toutes les demi-heures, toutes les heures ou toutes les deux heures, suivant l'étendue de la lésion anatomique.

On entretient constamment la liberté du ventre par le sel vétérinaire Chanteaud, en dissolution dans les boissons.

Les malades sont placés dans une écurie, étable ou chenil, à température douce et à l'abri des courants d'air. Le régime diététique est toujours en rapport avec la fièvre. Si les animaux sont très-affaiblis, on les soutient par des bouillons, du lait. Dès que le mouvement fébrile est tombé, on excite l'appétit par la quassine, un à six granules avant les repas; on diminue la convalescence par une nourriture abondante, choisie et l'emploi de l'arséniate de fer.

Pneumonie typhoïde. — Dans les pneumonies ataxique, *typhoïde*, gangréneuse, la prostration vitale est très-intense; les strychnés doivent donc jouer un très-grand rôle. L'élément infectieux ou gangréneux est combattu par les sels de quinine (voir *Fièvre typhoïde*). Pour le reste du traitement suivre les prescriptions de la pneumonie aiguë.

Pneumonie chronique. — Elle est très-grave, on

peut dire incurable. Nourriture très-alibile. Exciter l'appétit par la quassine. Réveiller l'organisme par les strychnés; ordonner contre la lésion, les arséniates de fer, d'antimoine, l'iodoforme et le sulfure de calcium (un à cinq granules, quatre à cinq fois par jour). Eviter les sueurs nocturnes et la fièvre hectique, par l'atropine, l'aconitine et la digitaline, deux ou trois administrations, le soir.

Promenades. Pansages soignés.

POLYURIE.

On donne le nom de *polyurie* à une affection caractérisée par l'exagération de la sécrétion urinaire.

C'est une maladie, connue sous le nom vulgaire de *Pisse*, fréquente chez le cheval, pendant les grandes chaleurs. Elle s'accompagne de *polydipsie* et frappe les animaux débilités.

On donne 30 à 40 grammes par jour de carbonate de chaux, dans les barbotages; quassine et arséniate de fer, cinq granules trois fois par jour; cicutine, cinq granules toutes les deux heures. Chez la jument, on ajoute : camphre mono-bromé, cinq granules toutes les deux heures.

POMMELIÈRE.

Voir *Phthisie*.

POURRITURE.

Voir *Cachexie aqueuse*.

POUSSE.

La *pousse* est une maladie des solipèdes caractérisée par l'essoufflement, l'accélération des mouvements respiratoires et, particulièrement, par une interruption de l'inspiration qui se fait en deux temps; cette interruption, qu'on appelle *soubresaut*, *contre-coup*, *coup de fouet*, est le symptôme pathognomonique de la pousse.

La pousse n'est qu'un symptôme; elle est occasionnée soit par une névrose de la respiration, soit par un emphysème pulmonaire, soit par une affection organique du cœur, soit enfin par un état spasmodique du diaphragme.

Quelle que soit la cause de l'affection, un symptôme qui domine tous les autres, c'est l'essoufflement; on lui oppose l'arséniate de strychnine, qu'on administre cinq à six fois par jour, cinq granules à la fois.

Si la pousse reconnaît pour cause une névrose ou un spasme, on ajoute au strychné, l'administration de l'hyosciamine et de la cicutine, cinq granules de chaque toutes les deux heures.

Lorsque l'animal est poussif par suite d'emphysème pulmonaire (et c'est le cas le plus fréquent), on prescrit : arséniate de strychnine, arséniate de soude et hyosciamine, cinq granules de chaque toutes les deux heures.

Quand l'affection est produite par une maladie organique du cœur, on remplace l'hyosciamine par la digitaline.

Ne donner que des aliments très-substantiels : supprimer le foin. Service léger, au pas ou à allures peu rapides.

PUSTULE MALIGNE.

Voir *Charbon*.

R

RACHITISME.

On donne le nom de *rachitisme* à une perturbation de la nutrition de tous les tissus, qui survenant dans l'enfance, en arrête ou en trouble le développement, et, par suite, se manifeste à l'extérieur, surtout par la déformation du système osseux.

Les os des animaux rachitiques restent mous parce qu'il y a insuffisance de sels calcaires.

Le rachitisme, qui est local ou général, s'observe sur les poulains, les veaux et les jeunes chiens.

Pour le prévenir, et quand il y a prédisposition, on donne aux mères, pendant la dernière période de la gestation et pendant l'allaitement, des aliments riches en sels calcaires et saupoudrés de sel marin.

Quand les jeunes animaux sont sevrés, on leur administre : phosphate de fer et de chaux, brucine, quassine, trois ou quatre granules de chaque par jour.

Contre la constipation, on prescrit : sulfate de magnésie, sel vétérinaire Chanteaud, huile de ricin ou podophyllin. S'il y a diarrhée, on ordonne acide tannique ou ergotine.

RAGE.

La *rage* est une maladie ***spécifique, virulente***, transmissible par contact et par inoculation d'un animal malade à un animal sain : elle est caractérisée par une exaltation très-vive des sens, des accès de fureur, l'envie de mordre.

Tous nos animaux domestiques, à l'exception des oiseaux de basse-cour, peuvent devenir enragés.

Le traitement de la rage est prophylactique ou curatif.

Dans la plupart des cas, c'est le chien ou le chat, qui transmettent la rage aux autres animaux; il faut donc rendre leurs morsures complètement inoffensives. L'émoussement ou résection des dents incises et canines, préconisé par M. Bourrel, médecin vétérinaire à Paris, remplit parfaitement ce but.

Toutes les morsures d'animaux enragés doivent être cautérisées, *immédiatement*, par le fer rouge.

Tous les traitements curatifs de la rage n'ont, jusqu'à présent, donné aucun résultat heureux.

Le traitement dosimétrique à tenter, serait le suivant : soustraire les animaux à toute cause d'excitation; leur procurer toutes les satisfactions matérielles et morales compatibles avec leur état. (Decroix).

Administrer le camphre bromé, l'hyosiamine, la cicutine et l'atropine, *le plus souvent possible*.

RENVERSEMENT.

Le *renversement* est un dérangement dans la situation ou la conformation d'un organe, par suite duquel la partie externe devient interne et vice-versâ.

Renversement du rectum, du vagin ou de l'utérus. — Pour faciliter le taxis ou réduction du renversement, administrer sulfate de strychnine et hyosiamine (un à cinq granules de chaque, tous les quarts d'heure ou toutes les dix minutes) avant de procéder à l'opération.

RÉTENTION D'URINE.

On appelle *rétention d'urine*, l'accumulation de l'urine dans la vessie; elle est *complète* ou *incomplète*; d'où la *dysurie*, la *strangurie* et l'*ischurie*.

Elle a pour cause soit une paralysie de la vessie, soit un spasme du col vésical, soit la présence d'un calcul engagé dans l'urèthre (voir calculs).

La paralysie de la vessie est combattue par les sels de strychnine (un à cinq granules tous les quarts d'heure, toutes les demi-heures ou toutes les heures).

Contre le spasme du col vésical, on donne le sulfate de strychnine uni à l'hyoscianime ou à l'atropine (un à cinq granules de chaque, tous les quarts d'heure ou toutes les demi-heures). S'abstenir des diurétiques ou médicaments prétendus tels, qui ne font que distendre la vessie, déjà trop pleine.

RHUMATISMES.

Rhumatisme articulaire aigu. — Le rhumatisme articulaire aigu ou *arthrite rhumatismale*, est une inflammation du système fibro-séreux des articulations, avec diathèse occasionnée par une altération particulière du sang.

Le rhumatisme articulaire aigu s'observe chez le cheval; il est précédé par un mouvement fébrile qu'il faut combattre par l'administration des défervescents unis à un sel de strychnine (cinq granules de chaque toutes les demi-heures ou toutes les heures, suivant l'intensité de la fièvre).

Contre l'élément *diathésique*, on donne salicylate de soude ou arséniate d'antimoine (cinq granules toutes les heures ou toutes les deux heures).

Contre la douleur et le spasme : hyosciamine (cinq granules, quatre à cinq fois par jour).

Pour provoquer une crise diurétique, dépuratoire,

on administre la colchicine (cinq granules quatre fois par jour).

Vésicants, cataplasmes, émollients, etc., sur l'articulation malade.

Paille et barbotages. Sel vétérinaire Chanteaud, en dissolution dans les barbotages.

S

SANG DE RATE.

Fièvre charbonneuse du mouton. — (Voir *Charbon*).

SATYRIASIS.

Voir *Onanisme*.

SCORBUT.

Le *scorbut*, qui est caractérisé par de la prostration vitale, de l'ataxie, de l'adynamie et la présence de tâches livides sur différentes parties de la peau et des muqueuses, frappe quelquefois le cheval et le chien.

On relève les forces et on tonifie les tissus par l'administration d'un sel de strychnine (un à cinq granules) à doses proportionnées à la prostration vitale; contre l'élément infectieux, on prescrit un sel de quinine (arséniate ou hydro-ferro-cyanate, un à cinq granules toutes les heures ou toutes les deux heures). Panser les plaies des gencives des muqueuses ou de la peau avec une solution phéniquée. Nourriture de première qualité. — Sel vétérinaire Chanteaud dans l'eau des boissons.

STOMATITE.

La *stomatite* ou inflammation de la membrane muqueuse de la bouche peut être simple.

Dans ce cas, son traitement est tout local (gargarismes). D'autres fois, la stomatite est due à la présence d'aphthes ou de parasites. (Voir *Fièvre aphtheuse* et *Muguet des agneaux*).

SYNOVITE.

La *synovite* est l'inflammation des membranes synoviales. Chez le cheval, on observe fréquemment des synovites ambulantes, à la suite des maladies graves d'organes splanchniques. On peut, dans ce cas, outre le traitement local externe, administrer un sel de strychnine uni à un sel de quinine (ce dernier comme anti-périodique).

T

TÉTANOS.

Le *tétanos* est une névrose caractérisée par une contraction insolite, permanente des muscles soumis à la volonté. Encore appelé *mal de cerf*, le tétanos s'observe sur tous nos animaux domestiques. Il est dit : *essentiel, spontané*, lorsqu'il est occasionné par des causes générales : *traumatique*, lorsqu'il est le résultat de blessures, de plaies, soit accidentelles, soit chirurgicales.

Le tétanos est partiel ou général : le plus souvent, il débute par des frissons, ou contraction spasmodique des mâchoires et des lèvres.

Cette affection s'annonce quelquefois par quelques prodrômes très-fugaces : raideur des membres et des mâchoires, yeux fixes.

La maladie ne tarde pas à se déclarer : tristesse, difficulté de préhension des aliments ; lèvres pincées, mâchoires serrées, masséters rigides, contractés ; contraction des muscles de l'œil, poussant le corps clignotant sur le devant de l'œil ; oreilles droites et raides ; muscles de l'encolure tendus, violemment contractés ; les muscles de la poitrine sont atteints à leur tour ; les mouvements respiratoires se raccourcissent et s'accélèrent, les flancs se cordent ; les membres sont inflexibles ; la queue est portée horizontalement. Le pouls est petit, dur, serré, souvent intermittent. Constipation et absence d'urines. Enfin, il y a exagération de la sensibilité ; le moindre bruit irrite, exaspère même le malade.

Cette affection est très-grave ; il faut faire disparaître le plus rapidement cet état spasmodique. On doit pour cela aller jusqu'à l'anesthésie. On place le malade loin de tout bruit et à l'abri des courants d'air et on administre, chez le cheval : toutes les heures, une solution d'hydrate de chloral (hydrate de chloral, 5 grammes, eau, 50 grammes) et toutes les demi-heures ou tous les quarts d'heure, chlorhydrate de morphine, hyoscianime, cicutine et arséniate de strychnine (cinq granules de chaque substance).

Ces divers médicaments agissent contre la douleur et le spasme.

On donne au malade du bouillon, du lait, des boissons tenant en dissolution du sel vétérinaire Chanteaud, peu à la fois et souvent.

Lavements à l'eau de savon noir ou d'aloès succotrin. Lorsque le tétanos est le résultat d'une plaie : s'occuper de cette plaie, la débrider, si c'est nécessaire et la panser avec une solution d'hydrate de chloral. Le traitement interne est le même que celui du tétanos essentiel.

TOURNIS DES BÊTES A LAINES ET DES BÊTES BOVINES.

Le *tournis*, encore appelé *tournoiement*, *lourde lourderie*, est une affection déterminée par la présence dans le canal céphalo-rachidien, d'un ver vésiculaire, nommé cœuvre cérébral.

Le tournis est caractérisé par des altérations dans les phénomènes de la sensibilité et de la motilité.

Le principal symptôme de cette affection consiste, le plus généralement, dans un mouvement continuel de rotation.

Le traitement du tournis est prophylactique ou curatif.

Le cœuvre cérébral est déterminé par l'ingestion d'œufs ou de proglottis du tœnia cœuvres du chien et du loup. Il faut donc empêcher les moutons d'avaler ces œufs. Le moyen le plus sûr est de détruire, par le feu, les cœuvres des moutons morts ou sacrifiés : le chien et le loup n'avalant plus de cœuvres, le tœnia, qui en est la conséquence, finirait par disparaître.

Le traitement curatif est beaucoup plus problématique ; on peut pourtant essayer l'administration de la santonine, de la kousséine, de l'iodoforme, de la quassine ou de la brucine.

Lorsque le cœuvre est superficiel, on pratique la trépanation.

TRANCHÉES ROUGES.

Voir *Congestion intestinale.*

TREMBLANTE.

La *tremblante* est une névrose du mouton, caractérisée par du prurigo et des tremblements aux muscles de l'épaule et de la cuisse.

Chez le bélier, sa cause la plus ordinaires est l'abus du coït.

On lui oppose le camphre mono-bromé, la cicutine et l'arséniate de strychnine (un ou deux granules de chaque cinq à six fois par jour). Nourriture de première qualité.

TRICHINOSE DU PORC.

La *trichinose du porc* est une affection parasitaire caractérisée par la présence dans les muscles d'un nombre considérable de vers nématoïdes (*trichina spiralis*).

La viande de porc infectée et consommée, occasionne la trichinose de l'homme, maladie presque toujours mortelle. Il faut donc rejeter de la consommation toute viande de porc trichiné, bien que les trichines musculaires, libres ou enkystées, meurent quand elles sont portées et maintenues pendant au moins cinq minutes à la température de 48 degrés centigrades.

Les souris, surmulots et autres rongeurs, portent fréquemment des trichines musculaires et il est probable que c'est en mangeant ces animaux que le porc contracte la trichinose.

On doit, par conséquent, veiller au bon aménagement des porcheries, à leur propreté irréprochable et à la destruction des rongeurs.

Le traitement curatif, s'il est essayé, s'adresse

aux anthelmintiques : santonine, kousséine, iodoforme, quassine, brucine, etc.

TYMPANITE.

Voir *Indigestion*.

TYPHOIDE.

Voir *Fièvre typhoïde*.

TYPHUS DES BÊTES BOVINES.

Le *typhus des bêtes bovines* est une affection aiguë, *épizootique*, très-contagieuse et caractérisée par la stupeur et par les symptômes d'une irritation gastro-intestinale et encéphalique.

Cette maladie n'a jamais pris naissance dans nos pays ; elle nous vient des steppes : aussi, dès qu'il y a épizootie dans ces steppes, doit-on interdire formellement l'entrée des bœufs de ces régions ; les règlements de police sanitaire sont formels, à cet égard.

On a conseillé l'inoculation prophylactique ; elle n'a donné que des résultats douteux.

Le traitement curatif du typhus est le suivant :

Sel vétérinaire Chanteaud (environ 60 grammes par jour), en dissolution dans l'eau des boissons.

Arséniate de strychnine et arséniate de caféine (six granules de chaque de demi-heure en demi-heure) contre la prostration vitale et la stupeur.

Chlorhydrate de morphine hyoscianime, atropine, cicutine (cinq granules toutes les heures), contre l'irritation gastro-intestinale et encéphalique.

Sels de quinine, acide salicylique, salicylates, (cinq granules toutes les heures), contre l'élément infectieux.

Ne tenter le traitement qu'au début de l'affection. Dès que la maladie s'aggrave, faire abattre l'animal atteint.

V

VARIOLE DU MOUTON.

Voir *Clavelée*.

VERS.

Voir *Maladies vermineuses*.

VERTIGE.

Le mot vertige (*vertere*, *tourner*) est un nom générique désignant, en médecine vétérinaire, les inflammations du cerveau et de ses enveloppes.

C'est donc un mot vague, qui pourtant, exprime un des principaux symptômes de ces affections : l'envie irrésistible de tourner, ou plutôt de pousser en avant.

Cette maladie a été encore appelée *encéphalite*, *méningite*, *arachnoïdite*, *cérébrite*, *gastro-encéphalite*, etc.

Le vertige est aigu ou chronique; essentiel ou symptomatique.

Le vertige aigu essentiel présente des symptômes différentiels, suivant que l'inflammation frappe plus particulièrement le cerveau, le cervelet ou les méninges.

Dans la congestion ou inflammation cérébrale, il y a une période de stupeur et une période de surexcitation. La période de stupeur s'accompagne des symptômes suivants : tête basse, front appuyé fortement contre le mur, la crèche ou la mangeoire; état comateux très-prononcé ; yeux ouverts, fixes, privés de la faculté de voir; pupilles dilatées, conjonctives injectées, pouls petit, irrégulier. Bouche chaude, pâteuse. Anorexie; mouvements respiratoires irréguliers, généralement plus lents qu'à l'état normal; constipation opiniâtre.

Pendant la période d'excitation, la tête se relève, les pupilles se contractent, l'animal se livre à des mouvements désordonnés et place ses membres antérieurs dans la mangeoire, le râtelier; la peau se couvre de sueurs; le pouls et les mouvements respiratoires s'accélèrent. Ces accès durent une demi-heure, une heure quelquefois.

Quand l'inflammation porte sur le cervelet, l'animal tient la tête renversée en arrière; il tend à reculer en tirant sur sa longe; le système musculaire a des mouvements désordonnés, sans coordination.

Lorsque ce sont les méninges qui sont enflammées, la fièvre est plus intense, le pouls petit, dur et serré; les conjonctives plus franchement injectées; la période comateuse est moins prononcée, mais les accès sont plus fréquents et plus violents.

Dès qu'on se trouve en présence d'un cheval atteint du vertige essentiel aigu, il faut pratiquer une large saignée à la jugulaire. Les saignées veineuses sont préférables aux saignées artérielles ou mixtes, comme celle de la queue, parce que le sang veineux a une température supérieure d'un degré environ à celle du sang artériel.

L'état du pouls et de la chaleur animale indiquent s'il faut administrer les défervescents.

On applique un révulsif sur les fesses et la croupe.

On administre le sulfate de strychnine, le chlorhydrate ou l'iodhydrate de morphine, l'hyosciamine ou l'atropine, la cicutine (cinq granules de trois ou quatre de ces substances à la fois), toutes les demi heures. On prescrit en même temps l'hydrate de chloral (5 grammes toutes les heures en solution.

Le sel vétérinaire Chanteaud, le podophyllin (cinq granules trois fois par jour et des lavements aloétiques sont donnés contre la constipation.

Éponge imbibée d'eau froide sur la tête.

Le vertige symptomatique ou abdominal est dû

généralement à une irritation du tube gastro-intestinal.

Cette maladie commence par une indigestion stomacale ou intestinale qu'il faut soigner (voir indigestion).

Le vertige proprement dit est traité comme le vertige essentiel, à l'exception pourtant de la saignée, qu'il ne faut pratiquer que lorsqu'il y a indications bien précises.

Le vertige abdominal revêt quelquefois la forme enzootique. Dans ce cas, la saignée doit être proscrite formellement et on ajoute au traitement ordinaire l'administration d'un sel de quinine (cinq granules toutes les heures).

Le vertige chronique ou immobilité est incurable.

TRAITEMENT DOSIMÉTRIQUE

DES

AFFECTIONS CHIRURGICALES.

Nous n'avons dans cet opuscule parlé ni des affections chirurgicales proprement dites, ni des maladies n'exigeant qu'un traitement local externe.

La médecine dosimétrique peut pourtant rendre de très-grands services aux chirurgiens. Nous allons, en quelques mots, dire dans quels cas et comment.

Une opération, quelle qu'elle soit, est toujours redoutable par sa fièvre de réaction ou fièvre traumatique ; l'expérience a démontré que sans mouvement fébrile, le résultat d'une opération est toujours heureux.

C'est dans ce but que les anciens vétérinaires saignaient leur patient avant de le soumettre à une opération grave. C'est dans ce but aussi que Chassaignac a formulé son entraînement chirurgical par l'administration de l'alcoolature d'aconit.

Les saignées préventives ont le tort d'affaiblir le malade par diminution de la masse de sang.

L'alcoolature d'aconit a deux inconvénients : 1° on ne sait jamais exactement quelle est la quantité d'aconitine administrée ; 2° l'aconit ou plutôt l'aconitine, puisque la plante n'agit que par son alcaloïde, fait tomber le pouls et la chaleur par dépression des forces.

Il vaut donc mieux faire l'entraînement chirurgical par l'action combinée des défervescents et de la strychnine, qui donne le coup de fouet et relève les forces.

Par conséquent, toutes les fois que le vétérinaire a une opération très-grave à pratiquer, il doit prescrire des alcaloïdes pour prévenir la fièvre et, par conséquent, ses complications.

Si la douleur est intense, s'il y a spasmes violents pouvant provoquer des névroses comme le tétanos traumatique, on va au devant de ces complications si terribles et on les arrête par l'administration des calmants et des anti-spasmodiques : sels de morphine, hyosciamine, atropine.

Lorsque les plaies ont un mauvais aspect et qu'elles tournent soit à l'ulcère, soit à la gangrène, on donne dans le premier cas, les iodures et les arséniates, et, dans le second cas, les sels de quinine et les salicylates.

DES PRINCIPAUX

MÉDICAMENTS DOSIMÉTRIQUES.

La pharmacie dosimétrique se compose de préparations parfaitement connues et dosées.

La médecine dosimétrique a ses lois et ses moyens.

Ses lois, si claires et si physiologiques, sont immuables comme la vérité.

Ses moyens peuvent varier, car elle adopte tous les progrès, surtout ceux de la chimie organique.

Si elle emploie la strychnine comme incitant vital, par excellence, c'est qu'aucune autre substance n'a encore détrôné ce puissant alcaloïde.

Elle prend tous les médicaments nouveaux, les essaie, ne les accepte ou ne les rejette qu'après examen et expérimentation sérieuse et les met sous forme granulaire pour les rendre solubles et en faciliter l'administration.

Les substances employées actuellement, en dosimétrie, sont les médicaments les plus puissants, les plus énergiques et les plus sûrs de ceux connus jusqu'à aujourd'hui.

Nous allons les passer rapidement en revue, en suivant l'ordre alphabétique, pour faciliter les recherches.

A

Acide arsénieux. — Blanc, opaque ou translucide et opalin, se cristallise en octaèdres réguliers au feu, en répandant une odeur d'ail. Est un modificateur profond du sang, convient dans les engorgements anciens des lymphatiques, du foie et de la rate ; diminue les mouvements respiratoires ; a été employé contre l'emphysème pulmonaire et dans les affections de peau dépendant d'une dyscrasie. L'acide arsénieux est granulé au milligramme. Chez les petits animaux, un granule à la fois ; chez les grands animaux cinq à six granules par jour.

Acide benzoïque. — Existe dans tous les baumes ; est extrait du benjoin ; se cristallise en aiguilles soyeuses, d'une saveur acerbe et un peu âcre ; son peu de solubilité fait qu'il est préférable de le donner à l'état de benzoate. Diurétique qui peut être employé dans les affections urinaires. Granulé au milligramme : se donne par un ou deux granules à la fois chez les petits animaux et par cinq à sept granules chez les grands.

Acide phosphorique. — Se conserve mal, médicament infidèle.

Acide salicylique. — Extrait des fleurs de reine des prés ; volatil, cristallisable, soluble dans l'eau bouillante, l'alcool et l'éther ; peut être ordonné dans toutes les affections infectieuses, adynamiques, putrides. Granulé au centigramme ; un à deux granules à la fois pour les petits animaux, six à huit granules pour les grands.

Acide tannique. — L'acide tannique ou tannin se combine avec des bases pour former un des matériaux immédiats des végétaux; extrait du cachou, du quinquina, de l'écorce de chêne et surtout de la noix de galle; arrête les diarrhées, dyssenteries, hémorrhagies passives. Granulé au centigramme, deux granules à la fois chez les petits animaux, six à huit chez les grands.

Aconitine. — Alcaloïde indiqué par Brandes dans l'aconit napel (*aconitum napellus*), blanche, pulvérulente, âcre, amère, non volatile. Défervescent ou antithermique puissant, a une action sédative très-prononcée sur le système nerveux vaso-moteur; s'administre dans toutes les pyrexies, pour faire tomber la chaleur morbide et ramener le pouls à la normale. Granulée au demi-milligramme : un granule à la fois chez les petits animaux, cinq chez les grands.

Apomorphine. — Dérivé de la morphine; jouit de propriétés vomitives; peut être prescrit chez le chien, au début des angines ou bronchites (un à deux granules à la fois). Granulée au milligramme.

Arséniates. — Modificateurs et reconstituants du sang; sont ordonnés contre les lésions organiques, les diathèses; ils activent la nutrition et l'hématose; un à deux granules à la fois chez les petits animaux, cinq à six chez les grands.

L'arséniate d'antimoine, contre l'hépatisation, les rhumatismes.

L'arséniate de caféine (*voir caféine*).

L'arséniate de fer, dans toutes les maladies par altération du sang excepté la pléthore ou polyémie et pendant les convalescences : un à deux granules à la fois chez les petits animaux, cinq à sept granules chez les grands.

L'arséniate de potasse, contre les dyscrasies, la pousse, les lésions organiques du poumon, du foie, etc.

L'arséniate de quinine, contre les fièvres intermittentes, infectieuses, typhoïdes. Granulé au milligramme : un granule à la fois chez les petits animaux, cinq chez les grands.

L'arséniate de soude, contre la pousse, les dyscrasies, l'hépatisation. Granulé au milligramme : un à deux granules à la fois chez les petits animaux, cinq à six chez les grands.

Arséniate de strychnine (*voir strychnine*).

Asparagine. — Principe immédiat cristallisable découvert par Vauquelin et Robinet dans le suc de l'asperge ; diurétique peu usité.

Atropine. — Alcaloïde trouvé par Brandes, dans la belladone (*atropia belladona*), cristallisable en aiguilles d'un blanc brillant. Antispasmodique puissant, produit la mydriase à dose exagérée ; a une action sédative sur le système musculaire ; combat l'élément spasme dans toutes les affections, coliques, tétanos, toux spasmodique, etc. Uni à un sel de strychnine, il dilate les sphincters ; réussit, dans ce cas, dans les dysphagies, dysuries, stranguries ; facilite la réduction des hernies, etc. Granulée au demi-milligramme : un granule à la fois chez les petits animaux, cinq granules chez les grands.

B

Benzoates d'ammoniaque, de lithine, de soude.— Neutralisent les urines acides, conviennent dans les affections anémiques et dans les calculs. Granulés au centigramme : un à deux granules à la fois chez les petits animaux, six à huit chez les grands.

Bromhydrates de cicutine, morphine, quinine.— Sédatifs du système nerveux ; sont employés contre les hypéresthésies.

Brucine. — Alcaloïde découvert par Caventou, dans l'*angusture fausse*. Existe dans la noix vomique et la fève de St-Ignace. Blanche, pulvérulente, cristallisable. C'est un excitant du système musculaire et des nerfs vaso-moteurs. Moins énergique que les strychnées : les remplace chez les très-petits animaux ; est employée au début et à la fin des pyrexies, dans les paralysies, dans la bronchite capillaire des jeunes chiens. Granulée au demi-milligramme : un granule à la fois chez les petits animaux.

Bryonine. — Substance extraite de la racine de bryone ; peu usitée ; excitant du gros intestin, dans l'entérite chronique.

C

Caféine. — Alcaloïde découvert dans le café par Pelletier et Robiquet ; blanche, cristallisable en aiguilles soyeuses ; volatile, soluble dans l'eau et l'alcool ; la caféine et ses sels sont des stimulants du cerveau. On l'administre contre le coma, la somnolence, la dénutrition trop rapide. Granulée au milligramme : deux à trois granules à la fois chez les petits animaux, sept à huit chez les grands.

Calomel (ou protochlorure de mercure), substance dont il faut user avec beaucoup de ménagements. Dans les phlegmasies des séreuses et dans les dyscrasies. Granulé au milligramme : un granule à la fois chez les petits, cinq granules chez les grands. Ne jamais dépasser cinq à six administrations par jour.

Camphre mono-bromé. — S'emploie contre les éréthismes sexuels (nymphomanie, onanisme, satyriarisme). Granulé au centigramme : un à deux granules à la fois, chez les petits animaux, cinq à six chez les grands.

Carbonate de lithine. — Sel ayant pour base un oxyde découvert par Arfwedson, dans quelques minéraux de Suède. Succédané des benzoates.

Chlorhydrate de morphine. (Voir *morphine et ses sels*). — Granulé au milligramme : un à deux granules à la fois chez les petits animaux, cinq granules chez les grands.

Citrate de caféine. — Voir *caféine.*

Cicutine — Encore appelée *conicine*, *conéine*. Alcaloïde qui existe particulièrement dans la *grande ciguë*. Calmant de la sensibilité et de la contractilité; a une action particulière contre les hypéresthésies cutanées, le prurit, les douleurs lancinantes. Granulée au demi-milligramme : un granule à la fois chez les petits animaux, cinq granules chez les grands.

Codéine. — Alcaloïde découvert dans l'opium, par Robiquet; se cristallise en prismes blancs, amers, solubles dans l'alcool et dans l'éther. Calmant du système nerveux; est donné contre les toux rauques, difficiles, quinteuses. Granulée au milligramme : deux granules à la fois chez les petits animaux, six à huit chez les grands.

Colchicine. — Alcaloïde découvert par Geiger et Hene dans les semences de colchique; cristallise en aiguilles fines, incolores, de saveur amère. Diurétique puissant. S'emploie dans les épanchements des séreuses, contre le rhumathisme articulaire aigu. Granulée au demi-milligramme : un granule à la fois chez les petits animaux, cinq chez les grands.

Cubébine. — Principe trouvé dans le poivre cubèbe par Soubeyran et Capitaine. Employée contre la blennorrhée du chien.

Cyanure de zinc. — Essayé contre la chorée, l'épilepsie. Granulé au milligramme : un à deux granules à la fois chez les petits animaux, cinq à six granules chez les grands.

D

Daturine. — Alcaloïde découvert par Brandes dans les semences du *datura stramonium.* Antispasmodique, succédané de l'atropine et de l'hyosciamine. Peu usité.

Digitaline. — Alcaloïde de la *digitale pourprée*, isolé et obtenu pur par Homolle et Quevenne. Solide, blanc ou blanc jaunâtre, très-amer. Défervescent énergique par son action sédative sur le cœur et la circulation. Diurétique, par diminution de la pression intra-vasculaire. Convient dans toutes les pyrexies. Granulée au milligramme : un granule à la fois chez les petits animaux, cinq granules chez les grands.

E

Élatérine. — Extraite du concombre sauvage (*momordica élatérium*); blanche, très-amère. Active les fonctions de l'intestin et est, en même temps, hydragogue. Granulée au milligramme : un granule chez les petits animaux, cinq chez les grands.

Émétine. — Alcaloïde découvert par Pelletier dans *l'ipécacuanha.* Poudre blanchâtre, inodore, de saveur amère Possède les propriétés contro-stimulantes de l'ipéca. Se donne chez les petits animaux au début des angines, bronchines, pneumonies. Granulée au milligramme : un granule par administration,

Ergotine. — (Extrait amorphe du seigle ergoté). Réveille l'action expulsive du système utérin. Convient dans la diarrhée opiniâtre, la dyssenterie, le *purpura hémorrhagica*, *l'hématurie*. Granulée au centigramme : cinq granules à la fois chez les grands animaux, un granule chez les petits.

H

Hydro-ferro-cyanate de quinine. — (Voir *Quinine et ses sels*).

Hyosciamine. — Alcaloïde découvert par Brandes dans les semences de jusquiame noire (*Hyosciamus niger*). Cristallisable ; saveur âcre. Antispasmodique par excellence, contre les coliques, les douleurs cérébrales; unie à la strychnine contre les spasmes des sphincters, facilite la réduction des hernies, etc. Granulée au demi-milligramme : cinq granules à la fois chez les grands animaux, un granule chez les petits.

Hypophosphites de chaux, de soude. — Dans les maladies de misère et de diminution d'éléments calcaires dans les os (rachitisme, ostéomolacie). Granulés au centigramme : trois ou quatre granules à la fois chez les petits animaux, huit à dix chez les grands.

I

Iodhydrate de morphine. — (Voir *Morphine et ses sels*).

Iodoforme. — Composé découvert par Serullas, qui contient le plus d'iode sous un volume déterminé. Modificateur et calmant; on le donne dans toutes les irritations récentes ou anciennes des premières voies (angine, bronchite, coryza). Granulé au milligramme : cinq granules à la fois chez les grands animaux, un granule chez les petits.

Iodures d'arsenic et de mercure, de fer, de soufre. — Dans les dyscrasies ulcéreuses, goitreuse, etc., contre les engorgements des ganglions lymphatiques.

J

Jalapine. — Résine principale du jalap. Excitant du gros intestin. Convient dans la paresse de cet organe, dans l'entérite chronique. Granulée au milligramme : cinq granules à la fois chez les grands animaux, un à deux granules chez les petits.

K

Kermès minéral. — Expectorant granulé au centigramme : un granule par administration, chez les petits animaux.

Kousséine. — Principe du cousso ou kousso. Vermifuge. Granulé au milligramme (cinq granules à la fois chez les grands animaux, un granule chez les petits).

M

Morphine et ses sels. — Un des alcaloïdes de l'opium. Tous les sels de morphine ont une saveur amère; calmant la douleur : contre les coliques, les toux douloureuses, la méningite, l'encéphalite (cinq granules à la fois chez les grands animaux, un granule chez les petits).

N

Narcéine. — Principe immédiat de l'opium, découvert par Pelletier : cristallise en aiguilles blanches, de saveur styptique. Calme le système nerveux; contre les toux difficiles, rauques, douloureuses. Granulé au milligramme (cinq granules à la fois chez les grands animaux, un à deux granules chez les petits).

P

Phosphure de zinc. — Dans les affections choréiformes et épileptiformes. Granulé au milligramme (un à cinq granules à la fois).

Picrotoxine. — Principe immédiat découvert par Boullay, dans la *coque du Levant* : cristallise en prismes quadrangulaires, blancs, excessivement amers. Vermifuge. Contre les accès épileptiformes occasionnés par des helminthes. Granulée au demi milligramme (six à huit granules à la fois, chez les grands animaux, deux chez les petits).

Pipérine. — Matière cristalline découverte par Œrsted, dans le poivre noir, mêmes propriétés que la cubébine. Granulée au milligramme (cinq à six granules à la fois chez les grands animaux, un à deux granules chez les petits).

Podophyllin. — Résine extraite de la podophylle (*Podophyllum peltatum*). Déconstipant par excellence (cinq granules à la fois chez les grands animaux, un chez les petits). Granulé au centigramme.

Q

Quassine. — Principe non azoté, extrait du *quassia amara* et *quassia simarouba*. Stimulant de l'estomac : excite l'appétit; s'emploie dans les dyspepsies, à la fin des maladies aiguës; pendant les maladies chroniques; jouit, comme amer, de propriétés vermifuges. Granulée au milligramme (cinq granules à la fois chez les grands animaux, un chez les petits).

Quinine et ses sels (*hydro-ferro-cyanate, arséniate, bromhydrate, sulfate*). — La quinine est un alcaloïde découvert par Pelletier et Caventou, dans l'écorce du quinquina jaune; trouvé depuis dans les diverses variétés de quinquinas (rouge, gris, orangé); les sels de quinine réveillent la tonicité des tissus : contre la torpeur, les accès; les maladies infectieuses et miasmatiques; vermifuges. Granulés au milligramme (cinq à six granules à la fois chez les grands animaux, un à deux granules chez les petits).

S

Salicylates (*d'ammoniaque, de fer, de quinine, de soude*). — Conviennent dans le rhumatisme articulaire aigu et comme antiputrides et antiseptiques. Granulés au centigramme (cinq à six granules à la fois chez les grands animaux, un à deux granules chez les petits).

Santonine. — Principe extrait des semences et des sommités de l'armoise (*artemisia santonica*), anthelminthique excellent; granulée au centigramme (cinq granules à la fois chez les grands animaux, un granule chez les petits).

Scillitine. — Principe amer trouvé dans le bulbe de la scille maritime. Diurétrique, favorise l'absorption et les secrétions, en diminuant la pression intérieure des vaisseaux : contre tous les épanchements des séreuses. Granulée au milligramme. (cinq granules à la fois chez les grands animaux, un granule chez les petits).

Sel de Gregory. — Combinaison de codéine et de morphine. Calmant : contre la douleur, les toux pénibles. Granulé au milligramme (cinq à six granules à la fois chez les grands animaux, un à deux granules chez les petits).

Strychnine et ses sels (*arséniate, hypophosphite, sulfate*). — Alcaloïde découvert par Pelletier et Caventou, dans la noix vomique, la fève de Saint-Ignace ; se rencontre dans tous les végétaux de la tribus de strychnés. Pure, la strychnine est blanche ; cristallisée en prismes à quatre pans, terminés par des pyramides à quatre faces. Son amertume est excessive. Les sels de strychnine sont le *cheval de bataille* du médecin ; incitants vitaux, par excellence, ils sont employés dans toutes les pyrexies ; ils réveillent et soutiennent l'organisme ; ils sont d'un précieux secours dans toutes les paralysies. Granulés au demi-milligramme (cinq granules à la fois chez les grands animaux, un granule chez les petits; chez les très-petits animaux n'employer les sels de strychnine qu'avec beaucoup de circonspection ou les remplacer par la brucine. Inutile de dire que l'administration des sels de strychnine doit, comme l'administration des autres médicaments dosimétriques, être poussée jusqu'à effet demandé.

Sulfure de calcium. — Phytocide ; convient dans toutes les maladies cryptogamiques (croup, muguet, etc). Contre les toux et les jetages rebelles (coryza, angine, bronchites chroniques). Granulé au centigramme (cinq granules à la fois chez les grands animaux, un granule chez les petits).

V

Valerianates (*de fer, de quinine, de zinc*). —

Stimulants actifs du système nerveux; contre la chorée, les convultions épileptiformes Granulée au centigramme (cinq granules à la fois chez les grands animaux, un granule chez les petits).

Vératrine. — Alcaloïde découvert par Pelletier et Caventou, dans les plantes de la cévadille (*veratrum sabadilla*) et dans l'ellébore blanc (veratrum *album*); blanche, extrêmemeut âcre; soluble dans l'alcool et l'éther, insoluble dans l'eau. Défervescent et vomitif; a une action directe sur l'état fébrile : modère le pouls, fait tomber la chaleur morbide; provoque les vomissements chez le chien; s'emploie contre la fièvre au début de toutes les maladies aiguës; a été essayé contre le rhumatisme; se donne, chez le chien, au début des angines, bronchites, pour faire vomir. Granulée au demi-milligramme (cinq granules à la fois chez les grands animaux, un granule chez les petits).

ASSOCIATION DES MÉDICAMENTS DOSIMÉTRIQUES.

Les associations de médicaments sont communes en médecine dosimétrique. Il ne pouvait pas en être autrement puisque c'est une thérapeutique de symptomatologie raisonnée, qui ne perd jamais de vue la cause, et que, par conséquent, il y a, dans tout traitement, la *dominante* et la *variante*.

Mais ces associations peuvent parfois paraître choquantes au premier examen. Il n'en est rien pourtant. Prenons quelques exemples :

La strychnine est un incitant; l'hyosciamine, un antispasmodique; ces deux substances, réunies et agissant en sens contraire (*strictum* et *laxum*), vont lever un obstacle mécanique, dilater les sphincters; la première en resserrant les fibres musculaires longitudinales, la seconde en relâchant les fibres circulaires.

Il est prouvé que les sels de quinine ne donnent de très-bons résultats dans les fièvres paludéennes, qu'associés à un sel de strychnine.

Dans la fièvre, il y a paralysie des nerfs vasomoteurs, amenant l'engorgement et la compression des vaisseaux. Les alcaloïdes défervescents (aconitine, digitaline, vératrine), diminuent la compression intérieure des vaisseaux; ils constituent, pour ainsi dire, la *variante* du traitement de la fièvre, tandis que la strychnine, combattant la paralysie des nerfs vaso-moteurs, détruit la cause et forme la *variante*.

Nous pourrions multiplier ces exemples; ils suffisent, croyons-nous, pour démontrer que ces associations *magistrales* sont rationnelles et physiologiques.

R.F.

SEL SALICYLÉ VÉTÉRINAIRE

DE CH. CHANTEAUD.

Purgatif rafraîchissant et antiseptique.

PRIX 3 FR. LE FLACON POUR LE PUBLIC.

Cette préparation granulée, à base de **Sedlitz déshydraté** et d'**acide salicylique**, est d'une administration facile et d'une action efficace sous un petit volume. Elle sert à entretenir la santé des animaux, à prévenir et à combattre les maladies d'échauffement. C'est aussi un puissant auxiliaire dans le traitement des affections caractérisées par une altération du sang ou dans les maladies dues à un *ferment morbide*.

Les propriétés antiseptiques et rafraîchissantes du **Sel salycilé** en rendent l'usage des plus salutaires dans les moments d'épizooties.

La dose pour le cheval est de deux à trois cuillerées à soupe une ou deux fois par jour, administrée en dissolution dans le barbotage.

La dose pour le chien est d'une ou deux cuillerées à café dans l'eau des boissons.

L'emploi journalier du **Sel salicylé vétérinaire** en aspersion sur les aliments, paille, foin, avoine, etc., à la dose de 30 grammes par litre d'eau, est des plus favorable au point de vue de l'hygiène et corrige certaines altérations qui deviennent si souvent nuisibles à la santé des animaux.

Le **Sel vétérinaire Chanteaud** est du sulfate de magnésie granulé pur, sans trace de chlorure de magnésium.

Il est déshydraté à une haute température.

Il est accepté plus facilement par nos animaux domestiques que le sulfate de magnésie du commerce, qui est toujours impur et toujours acide.

Sa pureté lui permet d'entretenir la liberté du ventre sans jamais provoquer l'excitation de l'intestin.

L'addition de l'acide salicylique (au millième) lui donne des propriétés antiseptiques précieuses.

Donc : pureté du médicament ; dose plus faible ; solubilité parfaite ; propriétés rafraîchissantes et antiseptiques, tels sont les avantages du Sel vétérinaire Chanteaud sur le sulfate de magnésie ordinaire.

J. M.

Nota. — Prière à MM. les médecins vétérinaires de bien spécifier sur leurs ordonnances, **Sel salicylé vétérinaire Chanteaud,** afin de ne pas le confondre avec le **Sedlitz Chanteaud,** d'un emploi si fréquent dans la médecine humaine.

PUBLICATIONS DIVERSES

DU PROFESSEUR BURGGRAEVE

RÉPERTOIRE UNIVERSEL DE MÉDECINE DOSIMÉTRIQUE

Journal paraissant le 1er et le 15 de chaque mois.

Prix de l'abonnement pour un an : Belgique, 5 fr. ; France et Algérie, 7 fr. ; Angleterre, 10 shillings ; Pays étrangers, 12 fr.

Nouveau Manuel pratique de Thérapeutique dosimétrique . . . . fr. 4

Nouveau Manuel de Thérapeutique dosimétrique appliquée à la médecine vétérinaire, par MM. LANDRIN et MORICE, 1re partie . . . . » 3

Nouveau Manuel, 2e partie, des mêmes auteurs, avec préface et annotations, et 11 planches. » 4

Nouveau Manuel de Pharmacodynamie dosimétrique . . . . » 3

Nouveau Manuel de symptomatologie dosimétrique . . . . » 2

Nouveau Manuel des Maladies des enfants . . » 2

» » » des femmes . . » 2

» » des Dyspepsies . . . . . . » 2

» » de la Fièvre . . . . » 3

Le Génie de la Chirurgie contemporaine (un grand volume de luxe), 3e édition . . . . . . » 10

POUR LES PERSONNES DU MONDE :

A la mer, avec conseils pour la santé, 2e édit. » 2

La Longévité et moyens pratiques d'y arriver, édition . . . . »

VACCIN DE GÉNISSE

De l'Établissement de M. CHAMBON, à Paris.

PRIX : 2 FR. LE TUBE.

Envoi par la poste tous les jeudis soir du vaccin recueilli le jour même. — Le vaccin qui ne prend pas est remplacé.

S'ADRESSER A MM. CHANTEAUD ET Cie,

54, RUE DES FRANCS-BOURGEOIS, PARIS.

www.ingramcontent.com/pod-product-compliance
Ingram Content Group UK Ltd.
Pitfield, Milton Keynes, MK11 3LW, UK
UKHW020322230726
13925UKWH00002B/563